In der Zahnarztpraxis
Behandlungsassistenz

Arbeitsbuch

AF898404

Autorinnen und Autoren
Dr. Bernhard Alfter, Waltraud Hollstein,
Dr. Dr. Brigitte Nestle-Oechslin

In Zusammenarbeit mit der Verlagsredaktion

Cornelsen

In der Zahnarztpraxis
Behandlungsassistenz

Redaktion:
Dr. Franz Schaller

Außenredaktion:
Dr. Angelika Fallert-Müller

Rechte und Lizenzen:
Gertha Maly

Umschlaggestaltung:
Ungermeyer, Berlin

Umschlagfoto:
Shutterstock.com/bezikus

Layoutkonzept:
Ungermeyer, Berlin / Rosendahl, Berlin

Layout / Technische Umsetzung:
LemmeDesign, Berlin

Begleitmaterialien für Lehrende:
Die Lösungen zum Arbeitsbuch als Download finden Sie auf den Internetseiten des Cornelsen-Verlags (Produktnummer 1100028059).

www.cornelsen.de

1. Auflage, 2. Druck 2025

Druck: AZ Druck und Datentechnik GmbH, Kempten

ISBN 978-3-06-452393-7

Vorwort

Liebe/r Auszubildende/r, liebe Kolleginnen und Kollegen,

wir freuen uns, Ihnen das Arbeitsbuch zur Behandlungsassistenz vorstellen zu dürfen. Es ist als Lern- und Übungsmaterial gedacht, um sich auf Klassenarbeiten und letztendlich die Prüfungen vorbereiten zu können. Es soll Sie während Ihrer Ausbildung zur/zum Beruf der/des Zahnmedizinischen Fachangestellten (ZFA) begleiten.

Bereits im März 2023 erschien das Fachbuch „Behandlungsassistenz in der Zahnarztpraxis" und wurde begeistert aufgenommen. Es deckt zusammen mit den Fachbüchern „Leistungsabrechnung in der Zahnarztpraxis" und „Organisation und Verwaltung in der Zahnarztpraxis" alle Inhalte der Ausbildung ab.

Die Tätigkeit als ZFA erfordert ein breites Wissen und eine Vielzahl von Fähigkeiten, um sowohl der Patientin / dem Patienten als auch der Behandlerin / dem Behandler optimal zur Seite stehen zu können. Das vorliegende Arbeitsbuch soll Ihnen dieses Wissen systematisch und praxisnah vermitteln.
Es ist nach den Lernfeldern des neuen Rahmenlehrplans geordnet, deckt alle wichtigen Themen ab und orientiert sich am neuen Fachbuch „Behandlungsassistenz in der Zahnarztpraxis".

Jedes Lernfeld (LF) ist sorgfältig strukturiert und bietet eine klare Darstellung der zahnmedizinischen Unterrichtsinhalte. Sie finden neue Aufgabentypen, die Ihnen dabei helfen, Ihr Wissen zu festigen und Ihre Fähigkeiten weiterzuentwickeln.
Um Ihnen auch praktisches Wissen zu vermitteln, haben wir weitere Aufgaben zu Behandlungsabläufen aufgenommen.

Das LF 3, Hygienemaßnahmen organisieren und Medizinprodukte aufbereiten, wurde wieder aktualisiert und mit neuen Aufgaben ausgebaut. Dieses Thema bekommt eine immer größere Bedeutung. Wir orientieren uns bei der Darstellung der Aufbereitung von Medizinprodukten an den Empfehlungen der Kommission für Krankenhaushygiene und Infektionsprävention des Robert Koch-Instituts (RKI-Richtlinien).
Hinweisen möchte ich auf das aktualisierte und erweiterte LF 8, Patienten bei parodontologischen Behandlungen begleiten. Es ist nach den neuen Richtlinien zur systematischen Behandlung von Parodontalerkrankungen geschrieben worden, die seit dem 1. Juli 2021 gelten.
Das Kapitel 6 in LF 10, Kieferorthopädie, wurde entsprechend dem neuen Rahmenlehrplan ebenfalls ausgebaut.

Mein persönlicher Dank gilt allen Autorinnen und Autoren, die ihr Fachwissen und ihre Erfahrungen in dieses Buch eingebracht haben. Sie haben dieses praxisnahe und prüfungsrelevante Arbeitsbuch ermöglicht.
Danken möchten wir der Gesundheitsredaktion des Cornelsen-Verlages für die gute redaktionelle Zusammenarbeit.

Wir wünschen Ihnen viel Erfolg und Freude mit den Aufgaben in diesem Buch. Möge es Ihnen helfen, einen erfolgreichen Abschluss Ihrer Ausbildung zur/zum Zahnmedizinischen Fachangestellten zu erreichen. Alles Gute!

Für das Autorenteam

Waltraud Hollstein
Sölden, Juni 2023

Hinweis der Redaktion: Im Sinne der Geschlechtergerechtigkeit wird in diesem Buch die weibliche und die männliche Form abwechselnd verwendet. In der Regel sind damit immer alle Geschlechter gemeint.

Inhalt

Die markierten Lernfelder enthalten die für die Behandlungsassistenz relevanten Inhalte und geben gleichzeitig die Gliederung des Bandes wieder.

LF 2
Patienten empfangen und begleiten

1 Ein Patient kommt zu Ihnen in die Praxis. Wie empfangen und begleiten Sie ihn, bis die Behandlung beginnt? Ergänzen Sie die angefangenen Sätze. Benutzen Sie dabei die folgenden Begriffe:

Aufmerksamkeit und Einfühlungsvermögen • sauber und aufgeräumt • den Patienten im Blick • klar und deutlich • gesehen und persönlich • die Instrumente und Materialien

- Der Patient ______________________ angesprochen werden.
- Das erfordert ______________________ .
- Der ZFA spricht ______________________ , sodass der Patient ihn versteht.
- Bevor der Patient in den Behandlungsraum geführt wird, sind ______________________ für seine Behandlung bereitgestellt und abgedeckt.
- Der Raum ist gelüftet, die Ablageflächen sind ______________________ .
- Der ZFA hat ______________________ , sodass er merkt, wenn es dem Patienten nicht gut geht.

2 Ihre Kollegin erklärt Ihnen, dass Patienten auf dem Behandlungsstuhl möglichst entspannt gelagert werden müssen. Gleichzeitig müssen sie aber so gelagert werden, dass die Zahnärztin das zu behandelnde Gebiet genau sieht und ermüdungsfrei arbeiten kann.
Erklären Sie kurz, ob auf den untenstehenden Abbildungen im Oberkiefer oder Unterkiefer behandelt wird und wie die Ausrichtung des Kopfes ist.

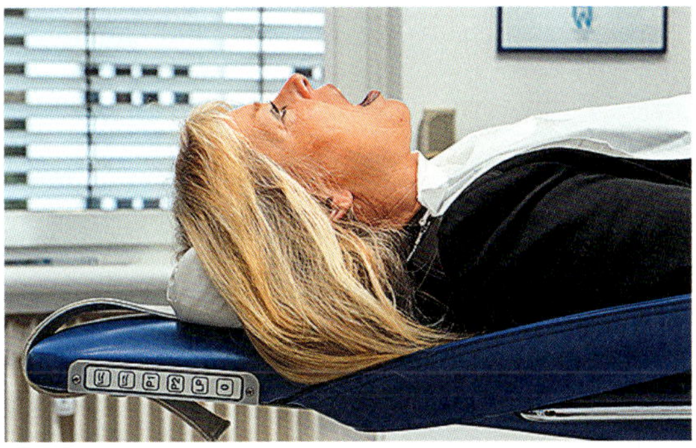

____

____

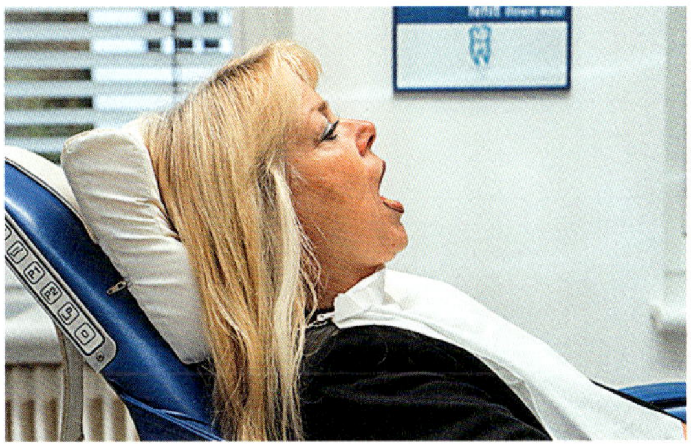

____

____

3 Die Zahnärztin präpariert einen Zahn und arbeitet mit Wasserkühlung. Nennen Sie fünf Regeln zum Abhalten und Absaugen, die Sie beachten müssen, damit die Zahnärztin eine gute Sicht auf das Arbeitsgebiet hat und keine Verletzungen passieren.

____

____

____

____

____

____

Anamnese
BA → S. 28/
JB 1 → S. 100

4 Der Zahnarzt ist verpflichtet, eine Anamnese zu erheben. Diese muss regelmäßig aktualisiert werden. Nennen Sie die vier wichtigsten Bereiche einer Anamnese. Ergänzen Sie die untenstehende Tabelle, geben Sie Beispiele an.

Anamnese		**Beispiele**
______ ______	Fragen nach Allgemeinerkrankungen	______ ______ ______ ______
spezielle Anamnese	______ ______ ______	______ ______ ______
______ ______	Fragen nach Erbkrankheiten, nach familiärer Veranlagung	______ ______ ______ ______
______ ______	Welche Medikamente werden eingenommen?	______ ______

5 Ihre Kollegin erklärt Ihnen, dass die Anamnese in eine allgemeine und eine spezielle Anamnese unterteilt wird. Ordnen Sie die folgenden Patientenangaben dieser Unterteilung zu:

1. allgemeine Anamnese

2. spezielle Anamnese

a) Der Patient berichtet über eine chronische Nierenerkrankung.

b) Die Patientin berichtet, dass sie kein Eis mehr essen könne, ohne unter Zahnschmerzen zu leiden.

c) Die Patientin gibt an, dass sie unter einer Allergie gegen Pollen von Frühblühern leidet.

d) Der Patient sagt, dass er seit dem Wochenende Zahnschmerzen habe.

e) Der Patient gibt an, dass er vor ein paar Jahren einen Herzinfarkt hatte.

f) Die Patientin klagt über Zahnfleischbluten.

6 Welche Risiken könnten entstehen, wenn die Patientin den Anamnesebogen nicht vollständig ausfüllt? Ordnen Sie zu:

1. Allergien

2. Herz-Kreislauf-Erkrankungen

3. Gerinnungsstörungen

4. Diabetes mellitus

5. Schwangerschaft

a) Risiko bei der Anästhesie, Röntgenaufnahmen sollten vermieden werden

b) starke Blutungen bei Eingriffen

c) allergische Reaktionen

d) Wundheilungsstörungen, Bewusstlosigkeit

e) erhöhtes Risiko bei Verwendung eines Anästhetikums mit Adrenalin

7 Nennen Sie die drei wichtigsten Aufgaben der Mundschleimhaut.

Schutz vor ______________________________

Sinnesfunktion, um ______________________________

Speichelproduktion durch Speicheldrüsen in der Mundschleimhaut, um Nahrung ______________________________

____

8 Beschriften Sie die Abbildung der Mundhöhle mit Fachbegriffen und der deutschen Übersetzung.

1 ______________________

2 ______________________

3 ______________________

4 ______________________

5 ______________________

6 ______________________

7 ______________________

8 ______________________

9 ______________________

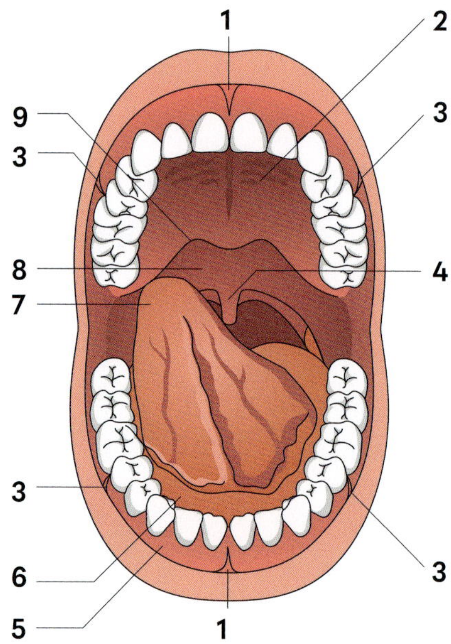

9 Erläutern Sie den Begriff Ah-Linie. Wo befindet sich diese und welche Bedeutung hat sie?

____

____

____

10 Es gibt drei Arten von Bändern in der Mundhöhle. Zeichnen Sie diese in die untenstehende Zeichnung ein.

1 Lippenbändchen
2 Wangenbändchen
3 Zungenbändchen

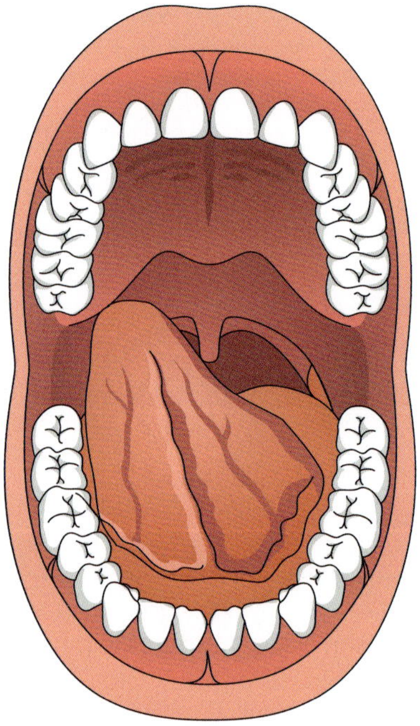

11 Welche Geschmacksrichtungen werden von den Knospen auf der Zunge wahrgenommen? Zeichnen Sie die verschiedenen Regionen ein.

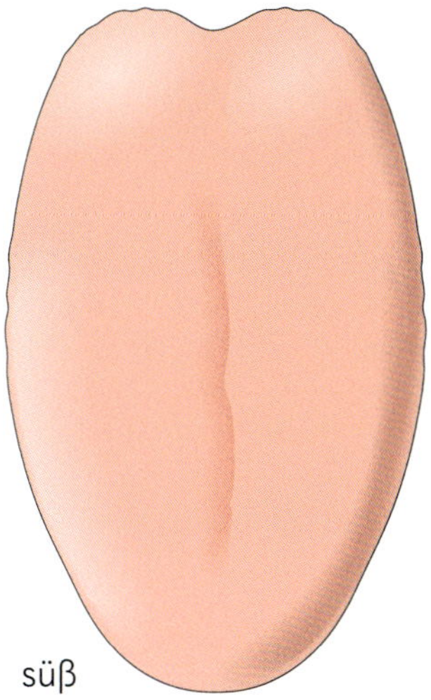
süß

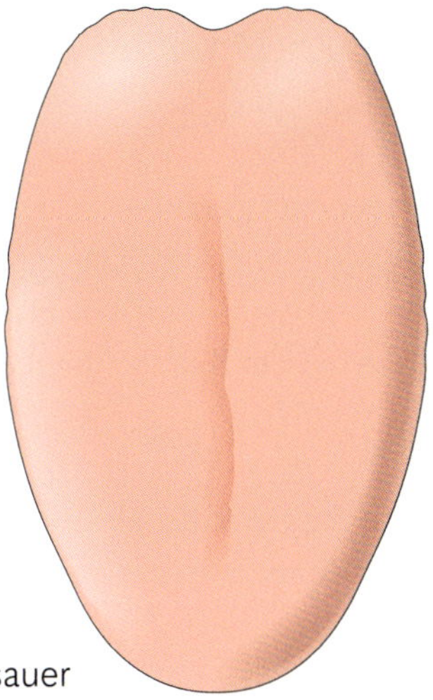
sauer

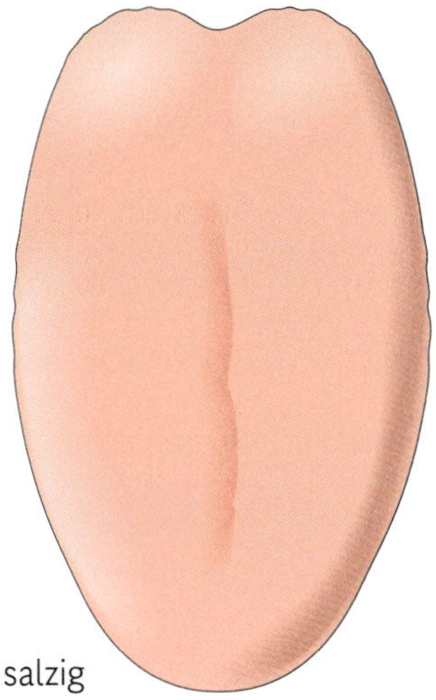
salzig

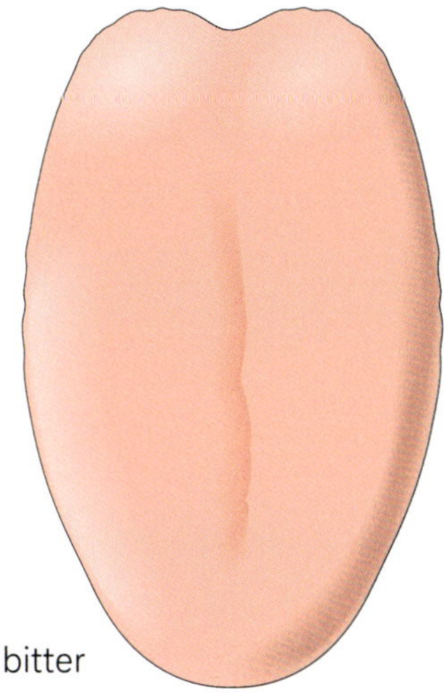
bitter

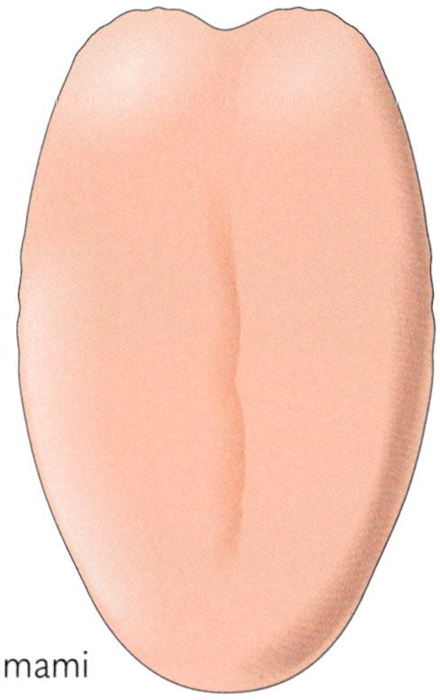
umami

12 Malen Sie die drei großen Speicheldrüsen in der untenstehenden Abbildung in verschiedenen Farben an und benennen Sie sie in der danebenstehenden Liste. Markieren Sie die Mündungen der Ausführungsgänge in die Mundhöhle.

1 ______________________________

____

2 ______________________________

____

3 ______________________________

____

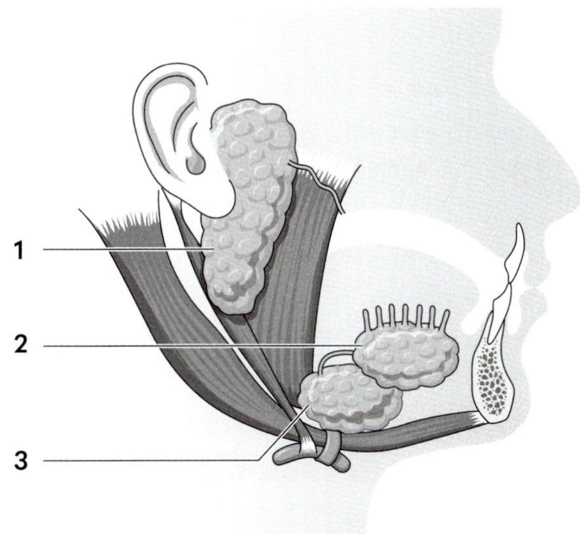

Speicheldrüsen
BA → S. 42/
JB 1 → S. 114

113 Welche Aussagen über den Speichel sind richtig? Kreuzen Sie an.

☒ ☒ ☒

A) ☐ Speichel wird von der Mundschleimhaut gebildet.

B) ☐ Speichel besteht aus ca. 99 % Wasser und zu ca. 1 % Proteinen (Eiweißen).

C) ☐ Speichel spielt eine wichtige Rolle bei der Kariesentstehung.

D) ☐ Speichel ist immer wässrig.

E) ☐ Wenn ein Patient an einer Xerostomie (Mundtrockenheit) leidet, dann hat dies eine negative Auswirkung auf die Verdauung, das Sprechen und die Kariesentstehung.

14 Watterollen werden bei der Behandlung dort platziert, wo viel Speichel entsteht.
Vervollständigen Sie die angefangenen Sätze.

- Bei der Behandlung im Oberkiefer werden die Watterollen zwischen OK-Zähnen und Wange gelegt, weil der Ausführgang der ____________________ in der Wange, in Höhe ______________________________________ in das Vestibulum mündet.
- Bei der Behandlung im Unterkiefer werden die Watterollen unter die Zunge gelegt, weil die Ausführgänge der ____________________________________ am Mundboden in die Mundhöhle münden.
- Bei der Behandlung im Unterkiefer werden die Watterollen direkt hinter die Schneidezähne gelegt, weil der Ausführungsgang der __________________________________ rechts und links vom ____ mündet.

Rachen
BA → S. 43/
JB 1 → S. 115

15 Ihre Kollegin erklärt Ihnen, dass der Rachen in drei Abschnitte unterteilt wird. Nennen Sie diese und geben Sie auch den lateinischen Fachbegriff an.

____

____

____

16 Übersetzen Sie die Bezeichnungen der Zähne ins Lateinische und geben Sie deren Anzahl im bleibenden Gebiss und im Milchgebiss an.

	Einzahl	Mehrzahl	Anzahl im bleibenden Gebiss	Anzahl im Milchgebiss
Schneidezähne				
Eckzähne				
Vormahlzähne				
Mahlzähne				
		gesamt:		

17 Füllen Sie die leeren Felder sinnvoll aus.

Was ist eine Dentition und wie viele hat der Mensch?	
Wie wird das Milchgebiss genannt?	
	Die ersten Milchzähne treten mit ca. 6 Monaten in die Mundhöhle.
Wann sind alle Milchzähne da?	
	Es wird auch permanentes Gebiss genannt.
Wann erscheint der erste bleibende Zahn?	
	Der erste bleibende Molar, der 6er
Erklären sie den Begriff Wechselgebiss.	
	Im Alter von ca. 11–12 Jahren sind alle Milchzähne durch bleibende Zähne ersetzt und ergänzt.

Zahnschemata
BA → S. 54/
JB 1 → S. 126

18 Wie alt ist das Kind, von dem dieser Befund stammt?

f	16	55	14	53	12	11		21	22	63	24	65	26	f
f	46	85	44	83	42	41		31	32	73	34	75	36	f

19 Ergänzen Sie den deutschen mit dem lateinischen Fachbegriff. Fügen Sie anschließend die richtigen Ziffern in die untenstehende Abbildung ein.

Nr.	Fachbegriff	
	Deutsch	**Lateinisch**
1	Zahnkrone	
2	Zahnhals	
3	Zahnwurzel	
4	Wurzelspitze	
5	Zahnschmelz	

Nr.	Fachbegriff	
	Deutsch	**Lateinisch**
6	Zahnbein	
7	Zahnmark	
8	Zahnfleisch	
9	Knochen	
10	Wurzelzement	

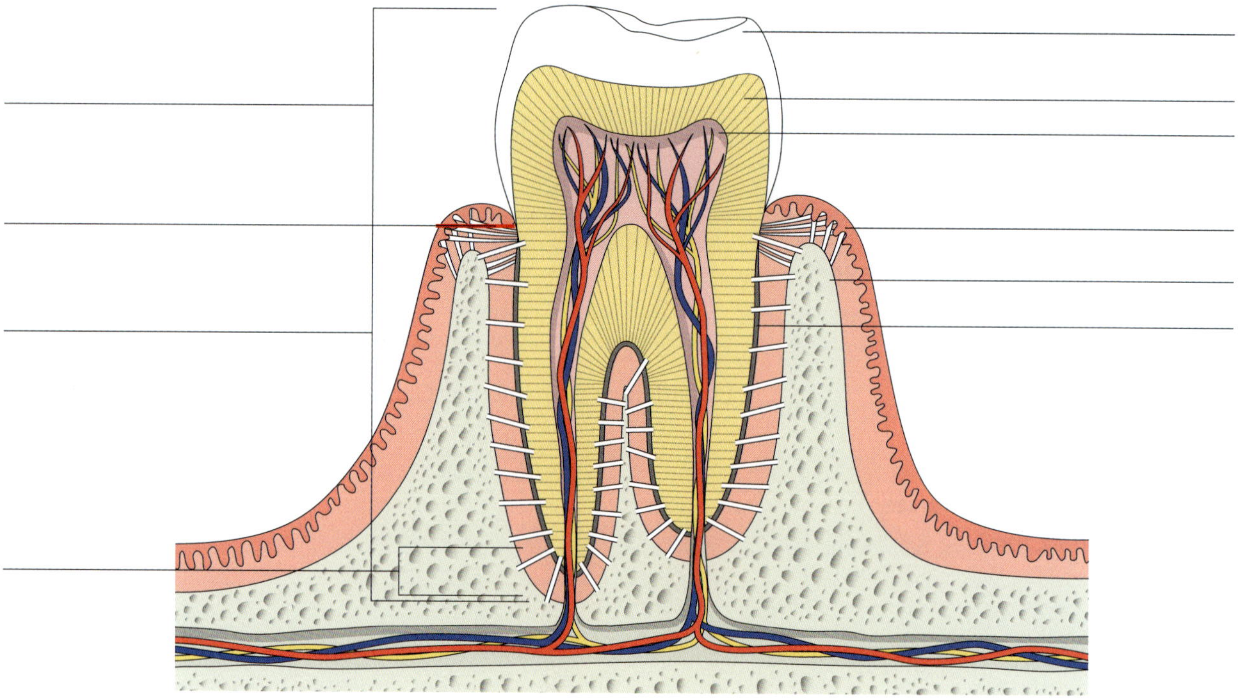

Aufbau der Zähne
BA → S. 47/
JB 1 → S. 119

20 Welche Zahnbestandteile gehören zu den Zahnhartsubstanzen?

21 Ergänzen Sie die untenstehende Tabelle mit den Fachbegriffen zur Lage- und Flächenbezeichnung. Erklären Sie Ihrer Mitschülerin/IhremMitschüler die Lage- und Flächenbezeichnungen anhand eines Zahnmodells.

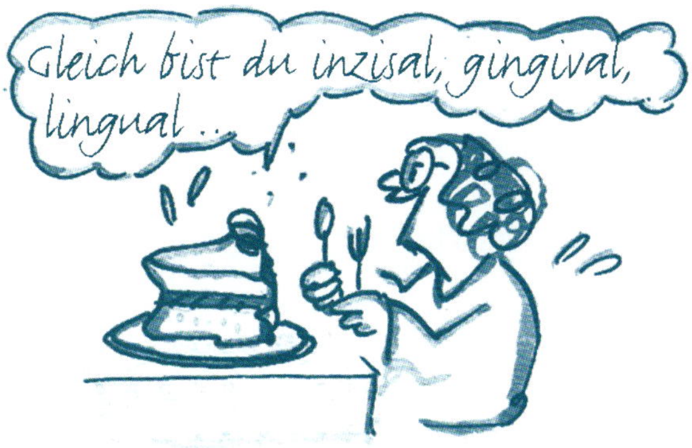

	Fachbegriff	Erklärung
a)	zur Mitte des Zahnbogens hin	
b)	von der Mitte des Zahnbogens weg	
c)	okklusal	
d)	inzisal	
e)	vestibulär	
f)	lingual	
g)	palatinal	
h)	labial	
i)	bukkal	
j)	approximal	
k)	interdental	
l)	oral	
m)	zervikal	
n)	koronal	
o)	radikulär	
p)	apikal	
q)	gingival	
r)	subgingival	
s)	supragingival	

22 Welche Aussagen zum Dentin sind richtig?

☒ ☒

A) ☐ Dentin ist die härteste Substanz des Zahnes.

B) ☐ Dentin befindet sich im Bereich der Zahnkrone und der Zahnwurzel.

C) ☐ Dentin besteht zu 50 % aus anorganischen Stoffen.

D) ☐ Dentin bildende Zellen nennt man Odontoblasten.

23 Die Pulpa ist das Weichgewebe des Zahnes. Kennzeichnen Sie die richtigen Aussagen.

☒ ☒ ☒

A) ☐ An der Pulpa unterscheidet man zwischen Kronenpulpa und Wurzelpulpa.

B) ☐ Die Pulpa besteht vollständig aus Nervenfasern.

C) ☐ Die Pulpa besteht aus lockerem Bindegewebe, Blutgefäßen, Lymphgefäßen und Nervenfasern.

D) ☐ Die Wurzelpulpa endet am Foramen apicale.

E) ☐ Wenn die Pulpa intakt ist, ist der Zahn devital (abgestorben).

Erkennungsmerkmale einzelner Zähne
BA → S. 51/
JB 1 → S. 123

24 Kreuzen Sie in der Tabelle an, welche Merkmale auf die genannten Zähne zutreffen.

	Merkmal	14	35	46	17	25	37
a)	hat in der Regel 3 Wurzelkanäle						
b)	hat zwei Höcker						
c)	hat in der Regel 4 Wurzelkanäle						
d)	Eine Wurzel steht mesial, eine distal.						
e)	Eine Wurzel steht bukkal, eine palatinal.						
f)	hat 5 Höcker						
g)	hat 4 Höcker						
h)	hat drei Wurzeln: zwei bukkal, eine palatinal						
i)	hat eine Wurzel						
j)	hat in der Regel zwei Wurzeln						

25 Zähne lassen sich an bestimmten Merkmalen erkennen und einer Kieferhälfte zuordnen. Wie heißen diese vier Merkmale? Fügen Sie die untenstehenden Silben zusammen.

Win

zel

Kro

merk

flucht

nen

mal

Krüm

Wur

kel

mungs

______________________________ ______________________________

______________________________ ______________________________

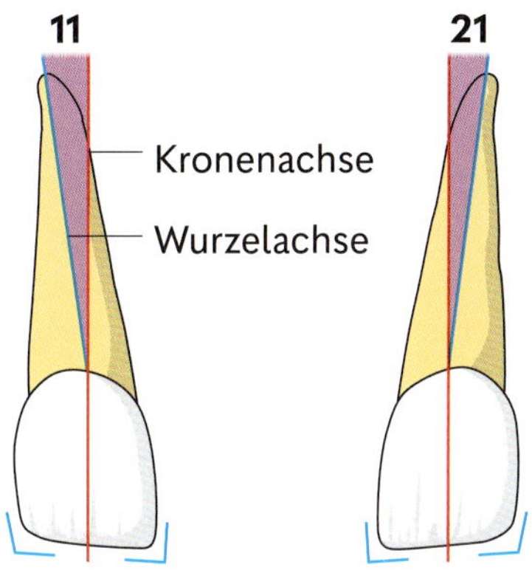

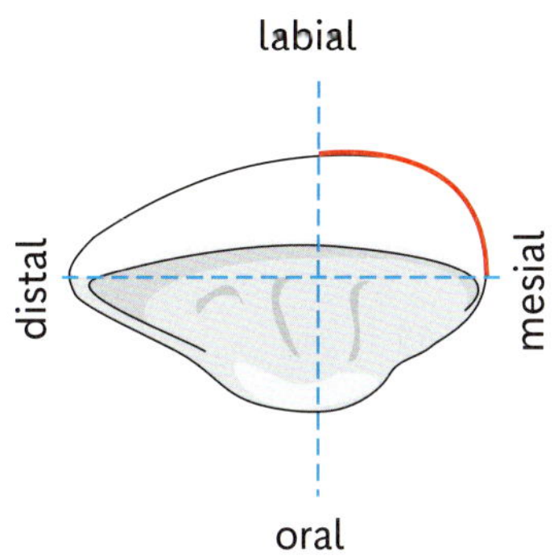

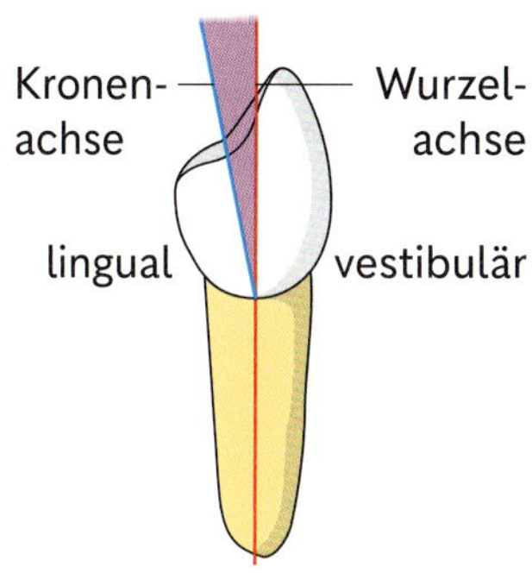

26 Finden Sie zu den Begriffen in der linken Spalte die richtigen Erklärungen in der rechten Spalte. Ordnen Sie diese mit Pfeilen zu.

1. retinierter Zahn	**a)** nicht achsengerechte Stellung eines Zahnes im Knochen
2. Antagonist	**b)** Zurückhalten eines Zahnes im Knochen, er bricht nicht durch
3. Bifurkation	**c)** Gabelungsstelle der Wurzeln bei dreiwurzeligen Zähnen
4. verlagerter Zahn	**d)** Zahndurchbruch
5. Trifurkation	**e)** Gegenzahn
6. Dentition	**f)** Gabelungsstelle der Wurzeln bei zweiwurzeligen Zähnen

Zahnschemata
BA → S. 54/
JB 1 → S. 126

27 Um die Zähne eindeutig benennen zu können, hat man das Gebiss in vier Abschnitte eingeteilt, den Quadranten. Die obere rechte Kieferhälfte erhält die Zahl 1. Im Uhrzeigersinn geht es dann weiter. Beschriften Sie die untenstehende Abbildung.

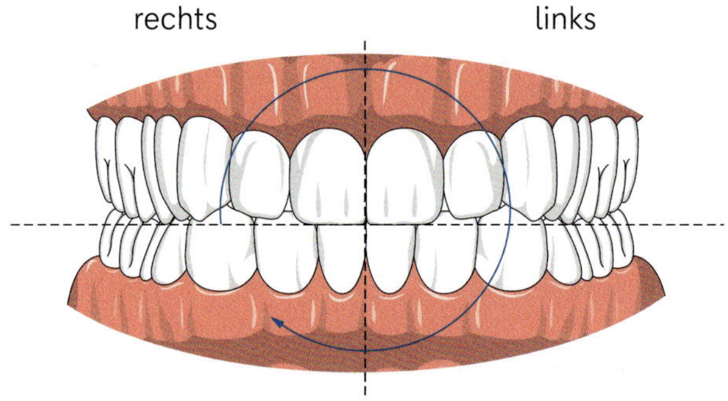

28 Das FDI-Schema ist der internationale Standard. Jeder Zahn ist durch eine zweistellige Zahl gekennzeichnet. Ergänzen Sie die untenstehenden Tabellen.

Bleibendes Gebiss:

	17		15	14		12			21		23	24		26	27	
48			45			42	41			32			35		37	

Milchgebiss:

	54		52			61		63		
85		83							74	

29 Welche Zähne werden so bezeichnet?

27 ____________________

35 ____________________

41 ____________________

75 ____________________

16 ____________________

84 ____________________

53 ____________________

LF 3
Hygienemaßnahmen organisieren und Medizinprodukte aufbereiten

1 Im Bereich der Praxishygiene und der medizinischen Mikrobiologie werden zahlreiche Fachbegriffe verwendet. Ordnen Sie den Fachbegriffen die jeweils richtige Erklärung zu.

1. Hygiene	**a)** krank machende Wirkung eines Erregers
2. Virulenz	**b)** Verunreinigung
3. Symbiose	**c)** Lehre von der Erhaltung und Förderung der Gesundheit
4. Kontamination	**d)** Zusammenleben zweier Lebewesen zum gegenseitigen Nutzen

2 Welche Aussagen zu den Mikroorganismen sind richtig?

☒ ☒ ☒

A) ☐ Bazillen sind stäbchenförmige Bakterien.

B) ☐ Viren können widerstandsfähige Sporen bilden.

C) ☐ Apathogene Mikroorganismen rufen Krankheiten hervor.

D) ☐ Aerobe Bakterien benötigen Sauerstoff zum Leben.

E) ☐ Protozoen werden als tierische Einzeller bezeichnet.

3 Nennen Sie die vier Gruppen, in die man die Mikroorganismen einteilt.

___

___

___

___

4 Benennen Sie die in der Abbildung bezeichneten Anteile eines Bakteriums.

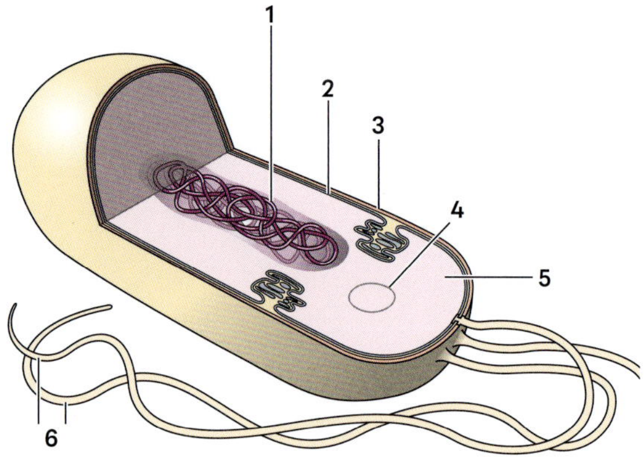

1 ______________________________

2 ______________________________

3 ______________________________

4 ______________________________

5 ______________________________

6 ______________________________

5 Bakterien können nach ihrer äußeren Form und der Anordnung unter dem Mikroskop unterschieden werden. Benennen Sie die dargestellten Bakterienarten.

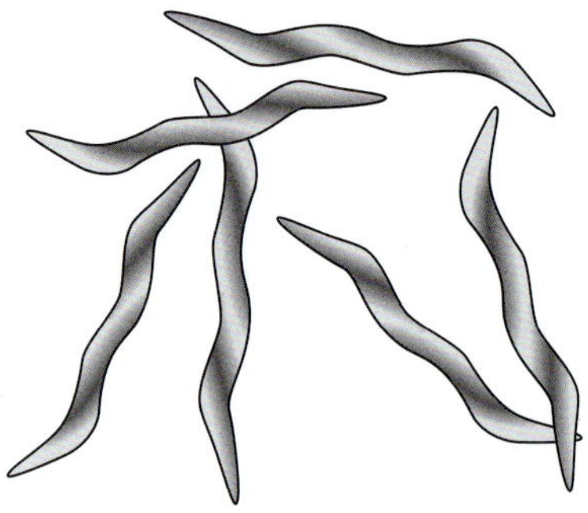

____

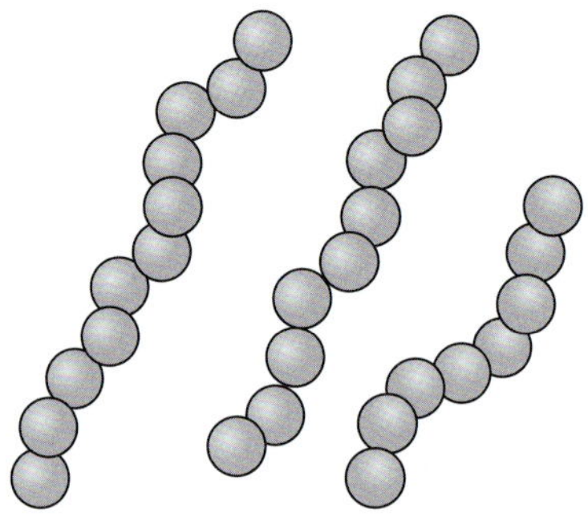

____

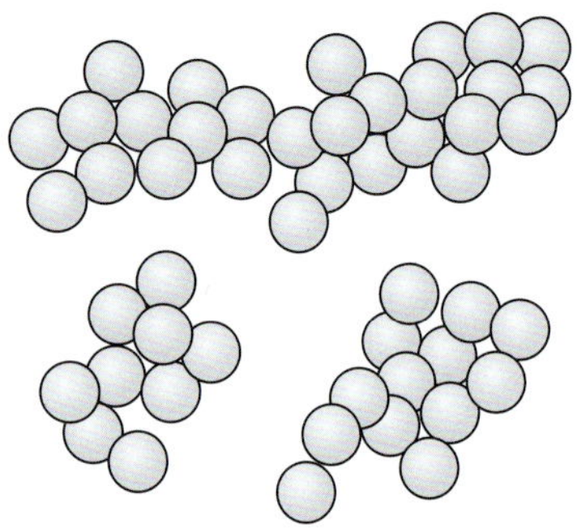

____

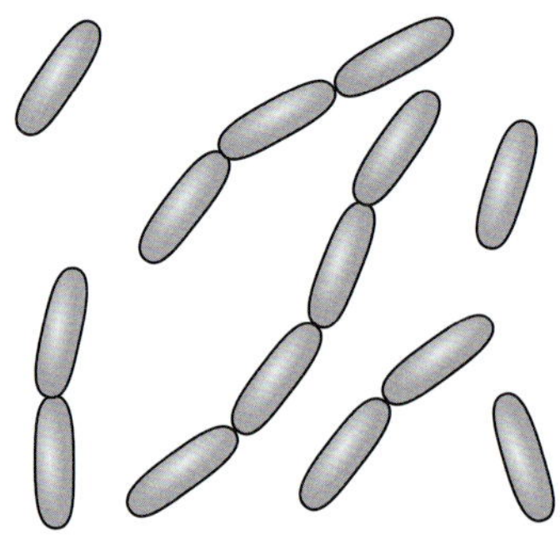

____

6 Welche Aussagen zu den Viren sind richtig?

☒ ☒

A) ☐ Viren sind aerobe Mikroorganismen.

B) ☐ Viren vermehren sich in Wirtszellen.

C) ☐ Viren sind unter dem Lichtmikroskop sichtbar.

D) ☐ Die Hülle um die Erbsubstanz eines Virus wird als Kapsid bezeichnet.

E) ☐ Viren besitzen einen eigenen Stoffwechsel.

7 Benennen Sie die in der Abbildung bezeichneten Anteile eines Virus.

1 ____________________

2 ____________________

3 ____________________

4 ____________________

5 ____________________

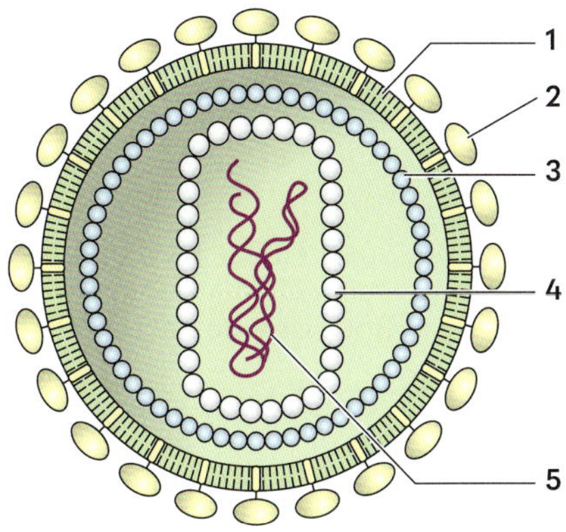

8 Beschreiben Sie in Stichpunkten den Verlauf einer Virusvermehrung.

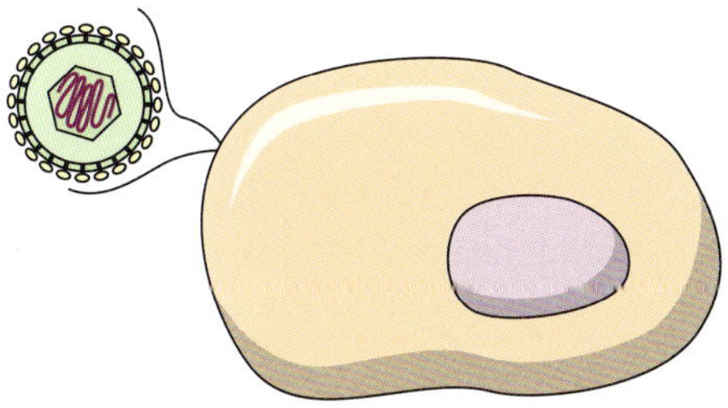

____

____

____

____

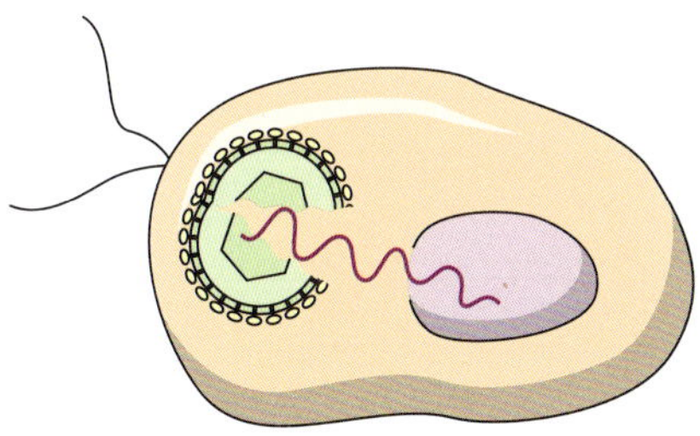

____

____

____

____

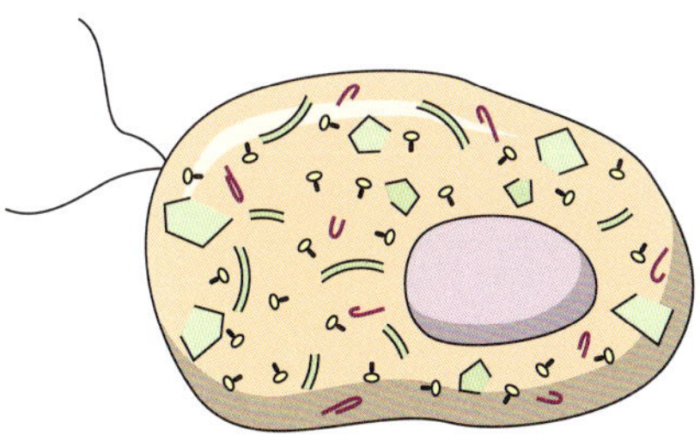

____

____

____

____

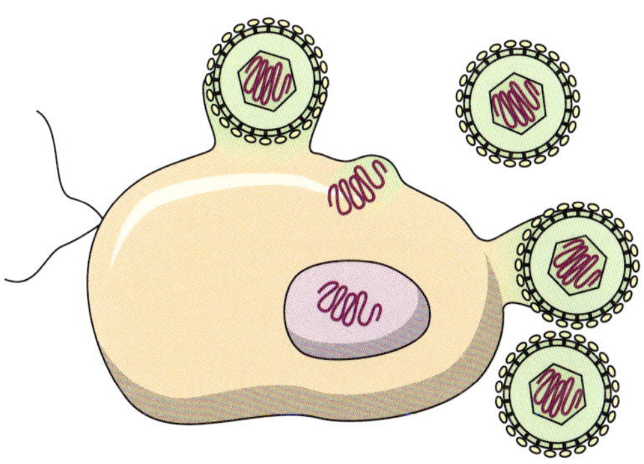

____

____

____

____

Infektionslehre
BA → S. 63/
JB 1 → S. 297

9 Welche Aussage zu den Erregern von Infektionskrankheiten ist richtig?

☒

A) ☐ Tuberkulose wird durch Viren hervorgerufen.

B) ☐ Soor ist eine bakterielle Infektion.

C) ☐ Toxoplasmose ist eine Pilzinfektion.

D) ☐ Karies ist eine bakterielle Infektion.

10 Infektionskrankheiten können mit verschiedenen Medikamenten behandelt werden. Ordnen Sie den verschiedenen Infektionen die jeweils richtige Medikamentengruppe zu.

1. Pilzinfektion	**a)** Virustatika
2. Virusinfektion	**b)** Antibiotika
3. bakterielle Infektion	**c)** Antimykotika

11 Nennen Sie Infektionsquellen in der zahnärztlichen Praxis.

____

____

12 Nennen Sie vier wichtige Infektionswege und beschreiben Sie, wie jeweils die Erreger in den Organismus des infizierten Menschen gelangen.

Infektionsweg	**Übertragungsart**
1 ______	a) ______
	b) ______
	______
2 ______	______
3 ______	a) ______
______	b) ______
	______
4 ______	______
______	______

13 Welche Aussage zum Verlauf von Infektionskrankheiten ist richtig?

☒

A) ☐ Akute Infektionserkrankungen entwickeln sich langsam und verlaufen wenig heftig.

B) ☐ Chronische Infektionserkrankungen verlaufen heftig und sind kurz dauernd.

C) ☐ Akute Infektionserkrankungen treten plötzlich auf und verlaufen über einen langen Zeitraum.

D) ☐ Chronische Infektionserkrankungen entwickeln sich langsam und bestehen über einen langen Zeitraum.

14 Der Verlauf einer Infektionskrankheit kann in verschiedene Abschnitte unterteilt werden. Ordnen Sie den Fachbegriffen die jeweils richtige Erklärung zu.

1. Infektion	**a)** Genesungsphase
2. Inkubationszeit	**b)** Auftreten von spezifischen und/oder unspezifischen Symptomen
3. Infektionskrankheit	**c)** Eindringen der Krankheitserreger in den Organismus und Vermehrung
4. Rekonvaleszenz	**d)** Zeit zwischen der Infektion und dem Auftreten der ersten Symptome

15 Welche Aussagen zu den Infektionskrankheiten sind richtig?

☒ ☒ ☒

A) ☐ Soor ist eine Mykose und wird mit Antibiotika behandelt.

B) ☐ Bei einer Influenza gelangen die Erreger über eine Tröpfcheninfektion oder eine Kontaktinfektion in den Organismus des Erkrankten.

C) ☐ Bei einer chronischen Hepatitis C bestehen die Symptome nur für wenige Wochen.

D) ☐ HI-Viren vermehren sich in T-Helferzellen und schwächen daher das Immunsystem.

E) ☐ Ein spezifisches Symptom der Virushepatitis ist der Ikterus.

16 Sie unterhalten sich mit einer anderen Auszubildenden über die Impfungen, die in Ihrem Impfausweis vermerkt sind.
Gegen welche Infektionskrankheiten kann sich eine ZFA durch eine Impfung schützen?

☒ ☒

A) ☐ Scharlach

B) ☐ Hepatitis C

C) ☐ Hepatitis B

D) ☐ Tetanus

17 Die aktive und die passive Impfung unterscheiden sich in Bezug auf den Impfstoff, das Wirkprinzip sowie den Beginn und die Dauer der Schutzwirkung.
Ergänzen Sie in Stichpunkten die unten stehende Gegenüberstellung beider Impfverfahren am Beispiel der Impfung gegen Tetanus.

	aktive Impfung	passive Impfung
Impfstoff		
Wirkprinzip		
Beginn der Schutzwirkung		
Dauer der Schutzwirkung		

18 Erklären Sie den Begriff „Simultanimpfung“.

____

____

Postexpositionsprophylaxe
BA → S. 72/
JB 1 → S. 306

19 Während und nach der Patientenbehandlung besteht durch den Umgang mit spitzen oder scharfen Instrumenten ein erhöhtes Verletzungsrisiko.
Erläutern Sie den Begriff „Postexpositionsprophylaxe“ und nennen Sie die dabei durchzuführenden Maßnahmen.

____

____

____

____

____

____

____

Grundbegriffe und Grundlagen der Hygiene
BA → S. 74/
JB 1 → S. 308

20 Welche Aussagen zur Desinfektion sind richtig?

☒ ☒

A) ☐ Durch eine Desinfektion werden alle Keime abgetötet.

B) ☐ Bei der chemischen Desinfektion muss die Konzentration des Desinfektionsmittels und die Einwirkzeit beachtet werden.

C) ☐ Nach der Sterilisation erfolgt bei chirurgischen Instrumenten eine chemische Desinfektion.

D) ☐ Die Dampfdesinfektion ist ein chemisches Desinfektionsverfahren.

E) ☐ Im Thermodesinfektor wird das Wasser für mindestens zehn Minuten auf 93 °C aufgeheizt.

21 Chemische Desinfektionsmittel können verschiedene Eigenschaften besitzen.
Ordnen Sie den Fachbegriffen die jeweils richtige Erklärung zu.

1. bakterizid	**a)** Pilze abtötend
2. tuberkulozid	**b)** Viren inaktivierend
3. fungizid	**c)** Tuberkelbakterien abtötend
4. viruzid	**d)** Bakterien abtötend

22 Ihre Kollegin erklärt Ihnen die Aufbereitung kontaminierter Instrumente.
Welche Aussagen zum Thermodesinfektor sind richtig?

☒ ☒

A) ☐ Der Thermodesinfektor eignet sich nur für Instrumente aus Edelstahl.

B) ☐ Ein Thermodesinfektor reinigt und desinfiziert die Instrumente.

C) ☐ Vor dem Beladen des Thermodesinfektors werden die Instrumente verpackt.

D) ☐ Ein Thermodesinfektor desinfiziert bei 2 bar und einer Temperatur von 121 °C.

E) ☐ Durch spezielle Adapter werden auch Hohlkörper effizient gereinigt und desinfiziert.

23 Erklären Sie den Begriff „Sterilisation" und erläutern Sie, bei welchem Druck und bei welchen Temperaturen die Sterilisation im Autoklav erfolgt.

____

____

____

____

Hygienemanagement
BA → S. 78/
JB 1 → S. 312

24 Für die Praxishygiene gelten zahlreiche rechtliche Vorschriften und Empfehlungen. Übersetzen Sie die unten aufgeführten Abkürzungen wichtiger Gesetze, Verordnungen und Empfehlungen.

MPBetreibV: ______________________

IfSG: ______________________

TRBA 250: ______________________

MPDG: ______________________

ArbSchG: ______________________

25 Welche Aussagenkombination zum Hygieneplan ist richtig?

1. Der Musterhygieneplan der Bundeszahnärztekammer gilt für alle zahnärztlichen Praxen in Deutschland.	**A)** ☐ Aussage 1 und 4 sind richtig.
2. Der Hygieneplan der Praxis muss für alle Beschäftigten jederzeit einsehbar sein.	**B)** ☐ Aussage 2 und 3 sind richtig.
3. Jede Zahnarztpraxis muss einen individuellen, für sie gültigen Hygieneplan erstellen.	**C)** ☐ Aussage 2, 3 und 4 sind richtig.
4. Der Hygieneplan beinhaltet alle Hygienemaßnahmen der jeweiligen Praxis.	**D)** ☐ Aussage 3, 4 und 5 sind richtig.
5. Angaben zur Dosierung und zur erforderlichen Einwirkzeit von Desinfektionsmitteln sind nicht im Hygieneplan angegeben.	**E)** ☐ Alle Aussagen sind richtig.

26 Durch das Tragen einer persönlichen Schutzausrüstung werden in der Praxis das Personal und die Patienten geschützt. Nennen Sie die Bestandteile der persönlichen Schutzausrüstung.

____

____

____

____

Händehygiene
BA → S. 82/
JB 1 → S. 316

27 Die hygienische Händedesinfektion ist eine wichtige und häufig durchgeführte Hygienemaßnahme. Wann muss in der zahnärztlichen Praxis eine hygienische Händedesinfektion durchgeführt werden?

____

____

____

____

____

28 Erläutern Sie, auf welche Weise die Entnahme des Desinfektionsmittels für die hygienische Händedesinfektion erfolgt.

____

____

29 Im untenstehenden Worträtsel sind 11 Fachbegriffe zum Themenbereich Desinfektion in waagerechter und senkrechter Leserichtung versteckt. Finden und markieren Sie diese.

Y	M	W	E	D	I	R	S	O	G	I	M	F	O	K	A	I	L	N	D	A
B	O	V	D	K	S	D	E	S	I	N	F	E	K	T	I	O	N	D	A	P
V	L	E	V	U	S	E	L	G	U	D	R	L	G	U	H	F	R	A	Z	T
A	S	A	N	T	I	S	E	P	S	I	S	B	O	K	R	S	E	V	K	E
H	L	L	E	O	X	N	F	Z	A	O	L	K	E	S	F	T	F	W	P	I
D	T	V	O	H	Y	U	I	E	I	N	W	I	R	K	Z	E	I	T	B	B
O	F	Z	K	A	L	M	W	C	B	T	R	S	E	O	K	I	O	N	S	A
S	E	A	Z	U	N	R	O	L	P	S	F	T	R	E	H	B	H	U	J	S
T	D	O	D	O	S	I	E	R	U	N	G	V	L	I	Z	I	H	U	A	T
G	V	L	A	C	J	E	J	F	J	Q	I	A	U	S	F	G	X	C	M	G
X	I	S	Q	W	I	R	K	S	P	E	K	T	R	U	M	M	P	K	A	S
O	L	A	R	F	E	U	J	C	R	F	D	R	O	K	S	E	F	T	L	P
J	V	C	N	N	T	U	B	E	R	K	U	L	O	Z	I	D	R	G	K	O
L	I	E	J	D	Z	Z	M	U	N	C	W	D	T	W	D	K	W	T	O	L
Ä	R	A	B	A	K	T	E	R	I	Z	I	D	A	O	K	O	Y	X	H	F
N	U	A	U	J	A	L	E	P	V	C	E	T	X	Y	L	R	K	D	O	R
O	Z	E	D	W	Z	T	V	B	H	F	D	I	G	T	O	A	T	I	L	M
A	I	I	B	J	F	U	N	G	I	Z	I	D	G	E	T	B	T	O	K	S
F	D	O	N	E	G	U	S	I	O	A	E	Z	B	S	J	D	U	G	R	S
A	U	H	E	H	T	X	P	I	K	L	A	D	R	G	D	O	U	K	E	D

30 Beschreiben Sie die Durchführung einer hygienischen Händedesinfektion.

31 Welche beiden Aussagen zur Desinfektion von Flächen sind richtig?

☒ ☒

A) ☐ Die Desinfektion von glatten Flächen erfolgt durch eine Sprühdesinfektion.

B) ☐ Das bei der Wasserkühlung von rotierenden Instrumenten entstehende Aerosol bindet die Krankheitserreger und verringert die Kontamination von Oberflächen.

C) ☐ Lampengriffe, Behandlungsstuhl und Tray werden am Ende des Arbeitstages desinfiziert.

D) ☐ Bei der Flächendesinfektion sind die vom Hersteller vorgeschriebene Konzentration und Einwirkzeit zu beachten.

E) ☐ Das in der Praxis zu verwendende Flächendesinfektionsmittel wird vom zuständigen Gesundheitsamt vorgeschrieben.

F) ☐ In Bereichen, die nicht mit einer Wischdesinfektion erreicht werden können, wird die Sprühdesinfektion durchgeführt.

32 Abformungen sind immer mit Speichel und unter Umständen auch mit Blut kontaminiert. Erläutern Sie, welche hygienischen Maßnahmen nach der Entnahme einer Abformung aus dem Mund erfolgen müssen.

33 Bei vielen Behandlungen gelangen Keime aus dem Mund des Patienten in die Absauganlage. Erläutern Sie die hygienischen Maßnahmen bei der Aufbereitung der Absauganlage.

34 Vor der Aufbereitung von kontaminierten Medizinprodukten muss eine Risikobewertung durchgeführt werden. Definieren Sie die Risikobewertungen „unkritisch“, „semikritisch“ und „kritisch“.

Risikobewertung	Definition
unkritisch	
semikritisch	
kritisch	

35 Semikritische und kritische Medizinprodukte der zahnärztlichen Praxis werden je nach Anforderungsgrad an die Aufbereitung in Gruppe A und Gruppe B eingeteilt. Erläutern Sie diese beiden Anforderungsgrade an die Aufbereitung.

Gruppe A: ______________________________

Gruppe B: ______________________________

____

36 Welche Aussagenkombination zur Aufbereitung von Medizinprodukten ist richtig?

1. Bei der Aufbereitung von Instrumenten der Einstufung kritisch B muss während der Sterilisation eine Helix eingebracht werden.
2. Bei unkritischen Medizinprodukten genügt nach der Verwendung eine Reinigung.
3. Semikritische Medizinprodukte müssen nach maschineller Aufbereitung im RDG nicht sterilisiert werden.
4. Kritische Medizinprodukte müssen vor der Sterilisation verpackt werden.
5. Medizinprodukte der Einstufung semikritisch A können im RDG gereinigt und sterilisiert werden.

A) ☐ Aussage 1 und 3 sind richtig.

B) ☐ Aussage 1, 3 und 4 sind richtig.

C) ☐ Aussage 2, 3 und 5 sind richtig.

D) ☐ Aussage 3, 4 und 5 sind richtig.

E) ☐ Alle Aussagen sind richtig.

37 Vor der Aufbereitung kontaminierter Instrumente erfolgt eine Risikobewertung. Verbinden Sie die richtige Zuordnung.

Medizinprodukt	Beispiele
unkritisch	chirurgischer Sauger, Lindemann-Fräse
semikritisch A	Turbine, Sauger
semikritisch B	scharfer Löffel, Hebel
kritisch A	Glasplatte, Anmischspatel
kritisch B	Sonde, Pinzette

38 Semikritische Instrumente können auch manuell im Eintauchverfahren desinfiziert werden. Nennen Sie wichtige Aspekte bei einer chemischen Instrumentendesinfektion.

39 Nach der Aufbereitung werden die Instrumente gelagert. Erläutern Sie, unter welchen Bedingungen die Lagerung von aufbereiteten Instrumenten in der Praxis erfolgt.

40 Verpackte, sterile Medizinprodukte dürfen nur eine begrenzte Zeit gelagert werden. Erläutern Sie, wie lange einfach verpackte, sterile Medizinprodukte gelagert werden dürfen und welche Arbeitsschritte erforderlich sind, wenn die Lagerdauer abgelaufen ist.

41 Bringen Sie die unten aufgeführten Arbeitsschritte der Instrumentenaufbereitung bei Verwendung des manuellen Einlegeverfahrens in die richtige Reihenfolge.

Freigabe und Dokumentation • Trocknen • Transport in Aufbereitungsraum • Pflege • ggf. Vorreinigung und Zerlegen • Abspülen • Lagerung • Verpacken und Kennzeichnen • Sterilisation • Reinigung und Desinfektion • Funktionsprüfung und ggf. Aussortieren

Arbeitsschritte		
1.		
2.		
3.		alternativ: Reinigungs- und Desinfektionsgerät (RDG)
4.		
5.		
6.		
7.		
8.		
9.		
10.		
11.		

42 Welche beiden Aussagen zur Freigabe von sterilisierten Medizinprodukten sind falsch?

☒ ☒

A) ☐ Für die Freigabe der sterilisierten Medizinprodukte müssen die Prozessparameter wie Temperatur, Druck, Ausgleich- und Abtötungszeit überprüft werden.

B) ☐ Auf der Verpackung muss das Sterilisationsdatum oder das Verfallsdatum vermerkt werden.

C) ☐ Die Aufzeichnungen über die Freigabe sterilisierter Medizinprodukte sind 10 Jahre aufzubewahren.

D) ☐ Die Verpackung der sterilisierten Medizinprodukte ist auf Unversehrtheit und Trockenheit zu überprüfen.

E) ☐ Mit der Helix wird überprüft, dass der Wasserdampf mit der erforderlichen Temperatur auch in alle Hohlräume gelangt ist.

F) ☐ Die Freigabe von sterilisierten Medizinprodukten darf nach Einweisung auch durch Auszubildende erfolgen.

43 Ergänzen Sie das untenstehende Kreuzworträtsel zur Aufbereitung von Medizinprodukten.

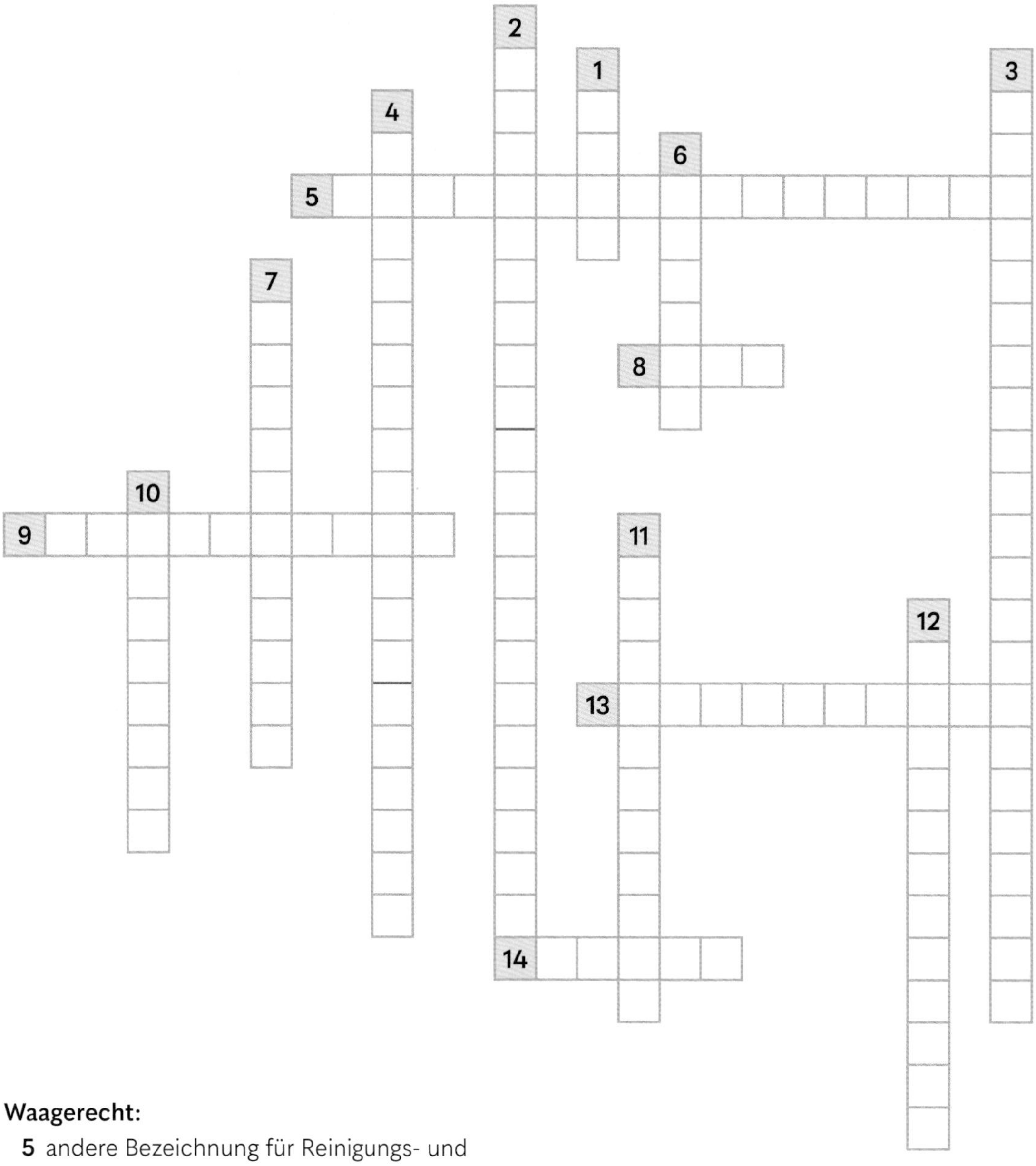

Waagerecht:

5 andere Bezeichnung für Reinigungs- und Desinfektionsgerät
8 Abkürzung für Robert Koch-Institut
9 Risikobewertung von Medizinprodukten, die lediglich mit intakter Haut in Berührung kommen
13 Beispiel für ein Medizinprodukt
14 Instrument des Grundbestecks mit der Risikobewertung semikritisch A

Senkrecht:

1 Abkürzung des Gesetzes, das den Umgang mit Medizinprodukten und die Maßnahmen für den Schutz und die Gesundheit von Patienten und Anwendern regelt
2 Desinfektionsverfahren für Instrumente in einer Instrumentenwanne mit Desinfektionslösung
3 Instrumente, bei denen die Risikobewertung von der Anzahl der Aufbereitungen abhängig ist
4 chirurgisches Instrument mit der Risikobewertung kritisch B
6 Instrument, das in geöffnetem Zustand in die Desinfektionslösung eingelegt werden muss
7 chirurgisches Instrument mit der Risikobewertung kritisch A
10 Risikobewertung von Medizinprodukten, die die Haut oder Schleimhaut durchdringen und in Kontakt mit Blut kommen
11 dokumentierter Nachweis, dass ein Gerät oder ein Prozess die vorher definierten Anforderungen erfüllt
12 Risikobewertung von Medizinprodukten, die mit Schleimhaut oder krankhaft veränderter Haut in Berührung kommen

44 Im untenstehenden Worträtsel sind 15 Eigenschaften von Gefahrstoffen in waagerechter und senkrechter Leserichtung versteckt. Finden und markieren Sie diese.

X	R	K	N	S	D	S	S	Q	S	E	N	S	I	B	I	L	I	S	I	E	R	E	N	D	D	U	B	A	O	U
E	E	L	E	N	S	Ä	U	E	K	L	D	R	E	I	J	N	K	Y	S	D	U	E	A	U	B	Z	U	F	E	T
J	R	C	A	R	O	T	K	A	E	J	T	O	X	I	S	C	H	O	L	X	I	E	C	H	H	Q	M	E	T	Z
K	B	Z	K	O	R	Z	S	U	K	L	E	F	T	B	Z	J	H	A	E	R	F	N	E	Z	N	U	W	N	R	O
G	G	M	U	U	E	E	V	E	R	I	H	T	L	P	A	D	E	T	G	A	D	T	S	U	N	O	E	Z	E	D
W	U	E	T	N	V	N	Ö	C	N	N	R	G	E	X	P	L	O	S	I	V	R	Z	W	T	T	W	L	M	I	E
Q	T	G	G	R	Z	D	A	R	E	O	U	Z	H	P	D	E	V	T	B	D	S	Ü	E	G	U	U	T	R	Z	C
O	V	I	I	A	R	Ä	K	R	E	B	S	E	R	Z	E	U	G	E	N	D	H	N	N	B	F	J	G	C	E	T
F	E	S	F	U	T	A	U	N	R	T	H	O	K	S	D	E	O	V	E	R	H	D	E	N	R	O	E	Z	N	H
T	R	F	T	H	B	R	A	N	D	F	Ö	R	D	E	R	N	D	R	V	T	H	B	D	J	H	L	F	O	D	N
S	Ä	E	I	D	Z	E	Z	H	B	S	F	E	R	O	K	U	I	J	Z	B	G	A	O	I	W	I	Ä	K	E	R
P	N	O	G	F	N	D	M	E	D	T	V	Ö	N	Z	A	L	R	U	H	X	W	R	E	U	F	N	H	L	R	O
X	D	L	W	R	E	P	O	I	K	M	Z	H	U	J	N	D	E	S	E	D	E	O	W	K	U	U	R	A	D	Z
M	E	I	T	P	R	W	A	T	E	F	R	D	U	I	J	M	I	O	K	G	E	V	N	F	D	E	L	I	I	H
E	R	E	U	O	G	E	S	U	N	D	H	E	I	T	S	S	C	H	Ä	D	L	I	C	H	H	F	I	J	K	R
A	N	R	O	I	A	W	Z	H	N	C	R	O	I	M	T	Z	H	U	E	E	S	Z	B	U	K	I	C	E	M	E
K	D	F	K	S	E	H	R	G	I	F	T	I	G	L	E	I	A	L	Z	C	T	K	T	A	X	R	H	D	B	V
N	U	W	L	I	A	M	R	E	O	T	S	E	E	Ä	J	R	R	I	C	H	T	I	D	Z	H	F	W	T	B	R
W	J	A	A	K	M	A	W	Ü	L	L	E	G	E	W	Ä	S	S	E	R	G	E	F	Ä	H	R	D	E	N	D	Z
M	E	S	R	L	T	E	H	B	T	P	T	A	E	Y	Ä	T	D	M	R	A	D	K	Y	P	Ä	R	V	Z	N	U
O	D	U	E	O	C	H	R	O	N	I	S	C	H	G	I	F	T	I	G	S	D	A	P	S	Q	X	U	N	I	L

45 Gefahrstoffe werden durch Gefahrensymbole (Piktogramme) gekennzeichnet.
Ordnen Sie den unten aufgeführten Piktogrammen die jeweilige Gefahrenbezeichnung zu.

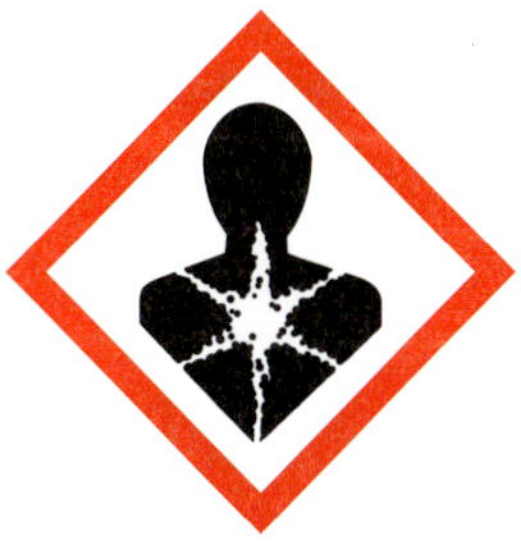

46 Welche Aussagenkombination zu den Gefahrstoffen und den biologischen Arbeitsstoffen in der Zahnarztpraxis ist richtig?

1. Gemäß der Gefahrstoffverordnung muss für alle Tätigkeiten und eingesetzten Materialien eine Gefährdungsbeurteilung durch die Praxisinhaberin durchgeführt werden.	**A)** ☐ Aussage 1 und 4 sind richtig.
2. Die Mitarbeiter müssen regelmäßig über den Umgang mit Gefahrstoffen unterwiesen werden.	**B)** ☐ Aussage 2 und 3 sind richtig.
3. Der Hersteller von Gefahrstoffen muss auf der Verpackung die chemische Bezeichnung und die dazugehörigen Gefahrensymbole angeben.	**C)** ☐ Aussage 2, 3 und 4 sind richtig.
4. Das Arbeiten mit biologischen Arbeitsstoffen wird in der Biostoffverordung (BioStoffV) geregelt.	**D)** ☐ Aussage 3, 4 und 5 sind richtig.
5. Die Praxisinhaberin muss ein Gefahrstoffverzeichnis über alle in der Praxis verwendeten Gefahrstoffe mit den jeweiligen Sicherheitsdatenblättern erstellen.	**E)** ☐ Alle Aussagen sind richtig.

47 Nach der Behandlung müssen die mit Blut oder Sekret kontaminierten Abfälle entsorgt werden. Erläutern Sie die Entsorgung dieser Abfälle.

____

____

48 Häufig müssen nach einer Behandlung auch spitze und scharfe Gegenstände entsorgt werden. Erläutern Sie, wie Sie eine kontaminierte Kanüle oder Skalpellklinge entsorgen.

____

____

____

49 Wenn in der Praxis mit analogem Filmmaterial geröntgt wird, sammeln sich in der Praxis verbrauchte Röntgenchemikalien an. Erläutern Sie, wie Sie mit diesen Abfällen umgehen.

____

____

____

____

LF 4
Patienten bei der Kariestherapie begleiten

1 Erklären Sie den Unterschied zwischen makroskopischem und mikroskopischem Zahnaufbau.

2 Ergänzen Sie die folgende Tabelle zu den Hartsubstanzen des Zahnes.

	Schmelz	**Dentin**	**Zement**
Zellen, die diese Hartsubstanz bilden			
Härte			
Zusammensetzung			
Aufbau			
Wird zeitlebens gebildet?			

3 Woraus besteht die Pulpa?

4 Welche Aussage zur Pulpa ist falsch?

☒

A) ☐ Über die Nerven der Pulpa können Reize weitergeleitet werden.

B) ☐ Die Pulpakammer ist der Raum, den die Pulpa im Zahn ausfüllt.

C) ☐ Die Pulpenhörner sind bei Kindern und Jugendlichen kaum ausgebildet.

D) ☐ Die Odontoblastenfortsätze werden als Tomes-Fasern bezeichnet.

E) ☐ Es gibt eine Kronen- und eine Wurzelpulpa.

5 Der Zahnschmelz ist die formgebende Substanz der natürlichen Zahnkrone. Welche Aussage zum Zahnschmelz ist falsch?

☒

A) ☐ Zahnschmelz ist die härteste Substanz des Körpers.

B) ☐ Zahnschmelz ist im Bereich der Kauflächen dicker als im Zahnhalsbereich.

C) ☐ Zahnschmelz wird ein Leben lang gebildet.

D) ☐ In den Zahnschmelz werden nach dem Zahndurchbruch Mineralien eingelagert.

6 Worin unterscheiden sich Primärdentin, Sekundärdentin und Tertiärdentin?

Primärdentin: ______________________________

____

Sekundärdentin: ______________________________

____

Tertiärdentin: ______________________________

____

7 Welche Aussage zur Entwicklung der Zähne ist falsch?

☒

A) ☐ Die Entwicklung der Zähne beginnt bereits während der Schwangerschaft der Mutter.

B) ☐ Zunächst bilden sich für den späteren OK und UK sogenannte Zahnleisten.

C) ☐ Aus einer Zahnknospe wird eine Zahnkappe und dann eine Zahnglocke.

D) ☐ Erst am Ende der Schwangerschaft beginnt die Entwicklung der Zahnhartsubstanzen.

E) ☐ Die Dentinbildung beginnt am Ende des 4. Embryonalmonats.

8 Erklären Sie die Begriffe Milchgebiss und Wechselgebiss.

Milchgebiss: ______________________________

Wechselgebiss: ______________________________

____

9 Ordnen Sie zu.

1. Zuwachszähne

2. Ersatzzähne

a) Zähne, die zusätzlich zu (hinter) den Milchzähnen durchbrechen

b) bleibende Zähne 1er bis 5er

c) Zähne brechen oft unbemerkt durch

d) bleibende Zähne, die die Milchzähne ersetzen

e) die bleibenden Molaren

10 Vervollständigen Sie folgende Tabelle zu den Durchbruchszeiten der Milchzähne.

durchbrechende Zähne	Alter in Monaten
71, 81	
	8–10 Monate
52, 62, 72, 82	
	14–18 Monate
	18–24 Monate
55, 65,75, 85	

11 Beim Zahndurchbruch der beiden Dentitionen gelten bestimmte Gesetzmäßigkeiten. Verbinden Sie mit Pfeilen die Aussagen, die zusammengehören.

1. erste durchbrechende Milchzähne	**a)** 12-Jahr-Molaren, 17, 27, 37 und 47
2. erste durchbrechende bleibende Zähne	**b)** noch nicht abgeschlossen
3. bleibende Zähne, die im Alter von 12 Jahren durchbrechen	**c)** untere mittlere Schneidezähne
4. vollständiges Milchgebiss	**d)** 6-Jahr-Molaren, 36 und 46
5. Wurzelwachstum beim Zahndurchbruch	**e)** im Alter von 2,5 bis 3 Jahren

12 Welche Aussage ist falsch?

☒

A) ☐ Bei Milchzähnen ist die Pulpa relativ groß.

B) ☐ Das Milchgebiss besteht aus 30 Zähnen.

C) ☐ Durch das Wachstum der Kieferknochen kommt es zur Lückenbildung im Frontzahnbereich der Milchzähne.

D) ☐ Die Milchzähne haben eine Platzhalterfunktion.

E) ☐ Das Auflösen der Milchzahnwurzeln bezeichnet man als Resorption.

13 Was gehört zur zahnmedizinischen Befunderhebung?

____

____

14 Erklären Sie folgende Begriffe.

Auskultation	
Perkussion	
Inspektion	
Palpation	

15 Welche Aussage ist falsch?

☒

A) ☐ Die Diagnose ist das Herausfinden eines Krankheitsbegriffes aus verschiedenen Symptomen.

B) ☐ Die Diagnostik umfasst alle Verfahren, die zur Abklärung der Krankheit führen.

C) ☐ Die Therapie meint die Behandlung.

D) ☐ Unter Vitalitätsprüfung versteht man das Abklopfen des Zahnes.

E) ☐ Der extraorale Befund wird von außen erhoben.

16 Wie erklärt man sich die Entstehung einer Karies?

17 Definieren Sie folgende Begriffe.

Plaque	
food debris	
Materia alba	
Zahnstein	
Konkremente	

18 Welche Aussagen sind richtig?

☒ ☒ ☒

A) ☐ Die Anzahl der Bakterien im Mund ist bei jedem Menschen gleich.

B) ☐ Streptococcus mutans zählt zu den kariogenen Bakterien.

C) ☐ Streptococcus mutans gehört zur normalen Mundflora.

D) ☐ Kariogene Bakterien sind säurebildend.

E) ☐ Bakterien verstoffwechseln Kohlenhydrate zu Säure.

19 Nennen Sie die Namen der Kariesbakterien.

20 Welcher Zusammenhang besteht zwischen pH-Wert und Kariesentstehung?

21 Erklären Sie die Begriffe Demineralisation und Remineralisation.

Demineralisation	
Remineralisation	

22 Welche Aussagen zu Speichel sind richtig?

☒ ☒ ☒

A) ☐ Wir produzieren täglich ca. 3 Liter Speichel.

B) ☐ Nachts wird weniger Speichel gebildet.

C) ☐ Eine Mundtrockenheit kann durch Mundatmung entstehen.

D) ☐ Nach der Bestrahlung eines Mundhöhlenkrebses kann es zur Xerostomie kommen.

E) ☐ Dünnflüssiger Speichel wirkt kariesfördernd.

23 Beschreiben Sie die Aufgaben des Speichels, die karieshemmend wirken.

Spülfunktion: ______________________________

____

Pufferung von Säuren: ______________________________

____

Remineralisation: ______________________________

____

24 Welche Aussagen sind richtig?

☒ ☒

A) ☐ Speichel besitzt eine antibakterielle Wirkung.

B) ☐ Personen, die eine große Menge Plaque aufweisen, sind weniger kariesanfällig.

C) ☐ Die häufige Aufnahme säurehaltiger Nahrung führt zu einem erhöhten Kariesrisiko.

D) ☐ Häufiges Erbrechen stellt keinen Säureangriff dar.

E) ☐ Die Anzahl der Bakterien spielt bei der Kariesentstehung keine Rolle

25 Erklären Sie kurz die folgenden Begriffe.

Erosion: ______________________________

____

Sekundärkaries: ______________________________

____

Polymerisation: ______________________________

____

Retention: ______________________________

____

26 Verbinden Sie die zusammenhängenden Begriffe.

1. kariesfördernde Faktoren

2. karieshemmende Faktoren

a) falsche Mundhygiene

b) geringer Speichelfluss

c) kariesbewusste Ernährung

d) Fluoridierungsmaßnahmen

e) Mundatmung

f) regelmäßige Zahnarztbesuche

27 Beschreiben Sie den Kariesverlauf mit den korrekten Fachbegriffen.

Initialkaries oder white spot: ______________________________

____

Schmelzkaries oder caries superficialis: ______________________________

____

Dentinkaries oder caries media: ______________________________

____

tiefe Dentinkaries oder caries profunda: ______________________________

____

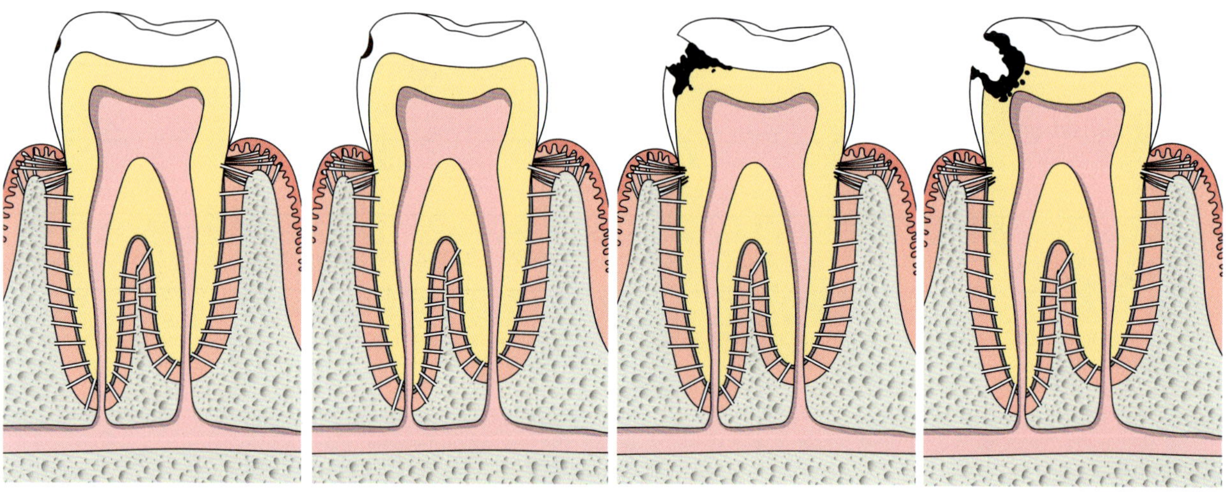

28 Wie kann Karies diagnostiziert werden?

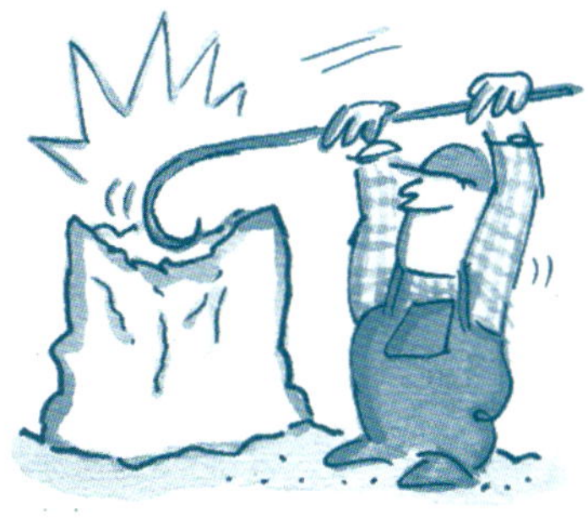

____

____

____

____

29 Welche Aussagen zur Karies sind falsch?

☒ ☒

A) ☐ Mit einem Kariesdetektor kann die Karies angefärbt werden.

B) ☐ Bei der Laserfluoreszenzmessung leuchtet Karies stärker auf als normale Zahnhartsubstanz.

C) ☐ Harte Stellen beim Sondieren sind kariesverdächtig.

D) ☐ Auf dem Röntgenbild ist Karies heller dargestellt als gesunde Zahnhartsubstanz.

E) ☐ Wurzelkaries entsteht im Bereich des Zementes.

30 Wofür stehen die Buchstabe d, m, f, t beim Kariesindex (DMF-T-Index bzw. dmf-t-Index)?

D, d: ______________________ M, m: ______________________

F, f: ______________________ T, t: ______________________

31 Wie wird der dmf-t/DMF-T-Index bestimmt?

____

____

____

____

____

____

32 Ordnen sie die Begriffe ihren korrekten Definitionen zu:

endgültig • provisorisch • Inlay • Präparation • plastisch • vorübergehend • formbar • Einlagefüllung • definitiv • beschleifen der Zahnhartsubstanz zur Aufnahme einer Krone oder Füllung

______________________ ______________________

______________________ ______________________

____

33 Plastische Füllmaterialien werden in formbarem Zustand in die Kavität eingebracht. Geben Sie vier Materialgruppen an.

____

34 Nennen Sie fünf Anwendungsmöglichkeiten von Zementen.

____

____

35 Welche Aussagen zu Glasionomerzement sind richtig?

[x] [x] [x]

A) ☐ Der Vorgang der Aushärtung ist lichtempfindlich.

B) ☐ Es handelt sich um den einzigen Zement, der als definitives Füllungsmaterial verwendet werden kann.

C) ☐ Glasionomerzemente besitzen eine hohe Kantenfestigkeit.

D) ☐ Glasionomerzement ist besonders für Zahnhalsfüllungen geeignet.

E) ☐ Die vollständige Aushärtung einer Füllung dauert etwa 24 Stunden.

36 Kompositmaterialien gehören zu den zahnfarbenen plastischen Füllmaterialien. Kennzeichnen Sie die richtigen Aussagen.

[x] [x] [x] [x]

A) ☐ Komposite sind eine Mischung aus Kunststoffverbindungen und Füllstoffen.

B) ☐ Komposite haben eine glatte Oberfläche und sind gut polierbar.

C) ☐ Chemisch härtende Komposite werden aus Basis und Härter angemischt.

D) ☐ Komposite werden durch Luftzufuhr ausgehärtet.

E) ☐ Den Vorgang der Materialaushärtung bezeichnet man als Polymerisation.

37 Nennen Sie zwei Gründe für die Anwendung der Schichttechnik bei Komposite-Füllungsmaterialien.

1 ______________________________

____

2 ______________________________

____

38 Ordnen Sie die Fachbegriffe den korrekten Erklärungen zu.

1. Ätzgel	**a)** wasserabweisend
2. Retention	**b)** mechanischer Halt
3. hydrophob	**c)** Phosphorsäure zum Aufrauen von Schmelz und Dentin
4. Primer	**d)** Aushärten durch spezielle Lampe
5. Schmelzkonditionierung	**e)** Haftvermittler
6. Adhäsiv	**f)** Anätzen des Schmelzes
7. Polymerisation	**g)** hydrophiler Haftvermittler zwischen Dentin und Adhäsiv

39 Bringen Sie folgende Schritte zur Schmelz-Ätz-Technik in die richtige Reihenfolge, indem Sie die Ziffern 1 bis 5 eintragen.

A) Schmelzadhäsiv auftragen und vorsichtig verblasen ☐

B) Zahn gründlich mit Wasser absprühen ☐

C) Kavitätenrand anschrägen ☐

D) Ätzgel auftragen und 30–60 Sekunden einwirken lassen ☐

E) Adhäsiv ca. 20 Sekunden mit der Polymerisationslampe aushärten ☐

40 Welche Aussagen zu GIZ sind richtig?

☒ ☒ ☒

A) ☐ Sie können als Befestigungszement dienen.

B) ☐ Sie werden für Milchzahnfüllungen eingesetzt.

C) ☐ Sie sind pulpaunverträglich.

D) ☐ Sie haben keine kariesvorbeugende Wirkung.

E) ☐ Ein Beispiel aus der Praxis ist Ketac Fil®.

41 Nennen Sie zwei Vorteile und zwei Nachteile von Amalgam.

Vorteile	Nachteile

42 Bringen Sie die folgenden Schritte beim Legen einer Amalgamfüllung in die richtige Reihenfolge, indem Sie die Ziffern 1 bis 5 eintragen.

A) Das Amalgam wird in die Kavität eingebracht und z. B. mit einem Kugel- oder Planstopfer verdichtet. ☐

B) Die Amalgamfüllung wird frühestens nach 24 Stunden poliert. ☐

C) Die Komponenten befinden sich in einer Kapsel und werden in einem Mischgerät angemischt. ☐

D) Die Kaufläche wird mit einem Schnitzinstrument geformt. ☐

E) Das Amalgam wird in ein Gefäß gegeben und daraus mit einer Amalgampistole entnommen. ☐

43 Einlagefüllungen unterscheiden sich in ihren Ausdehnungen und werden eingeteilt in Inlay, Onlay und Overlay. Beschreiben Sie jeweils die Ausdehnung der Einlagefüllung.

Inlay

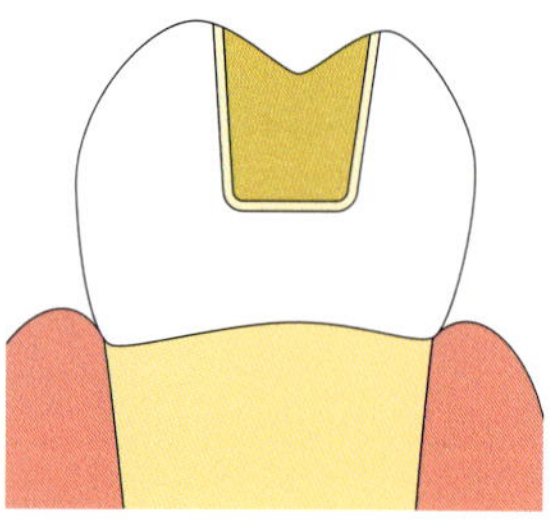

Onlay

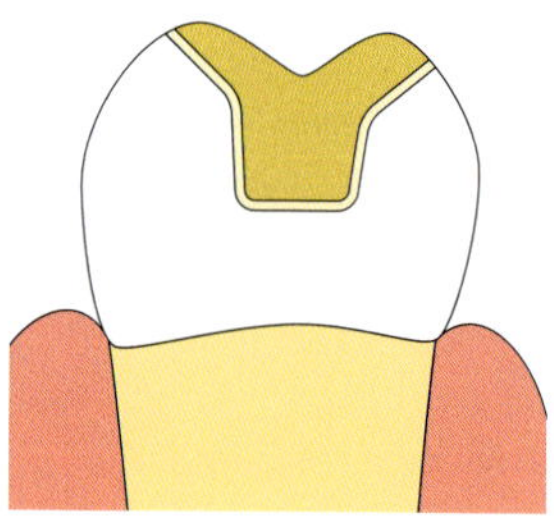

Overlay

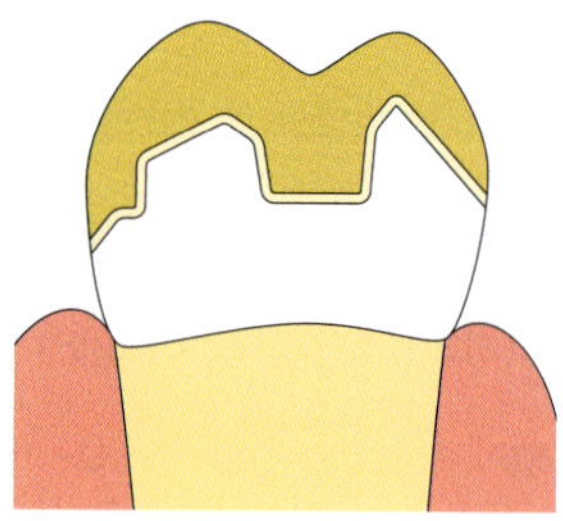

44 Aus welchen Materialien können Inlays hergestellt werden?

___

___

45 Welche Formen der Trockenlegung werden unterschieden. Erklären Sie diese.

___

___

46 Welche Materialien werden zur absoluten Trockenlegung benötigt?

___

___

___

___

___

___

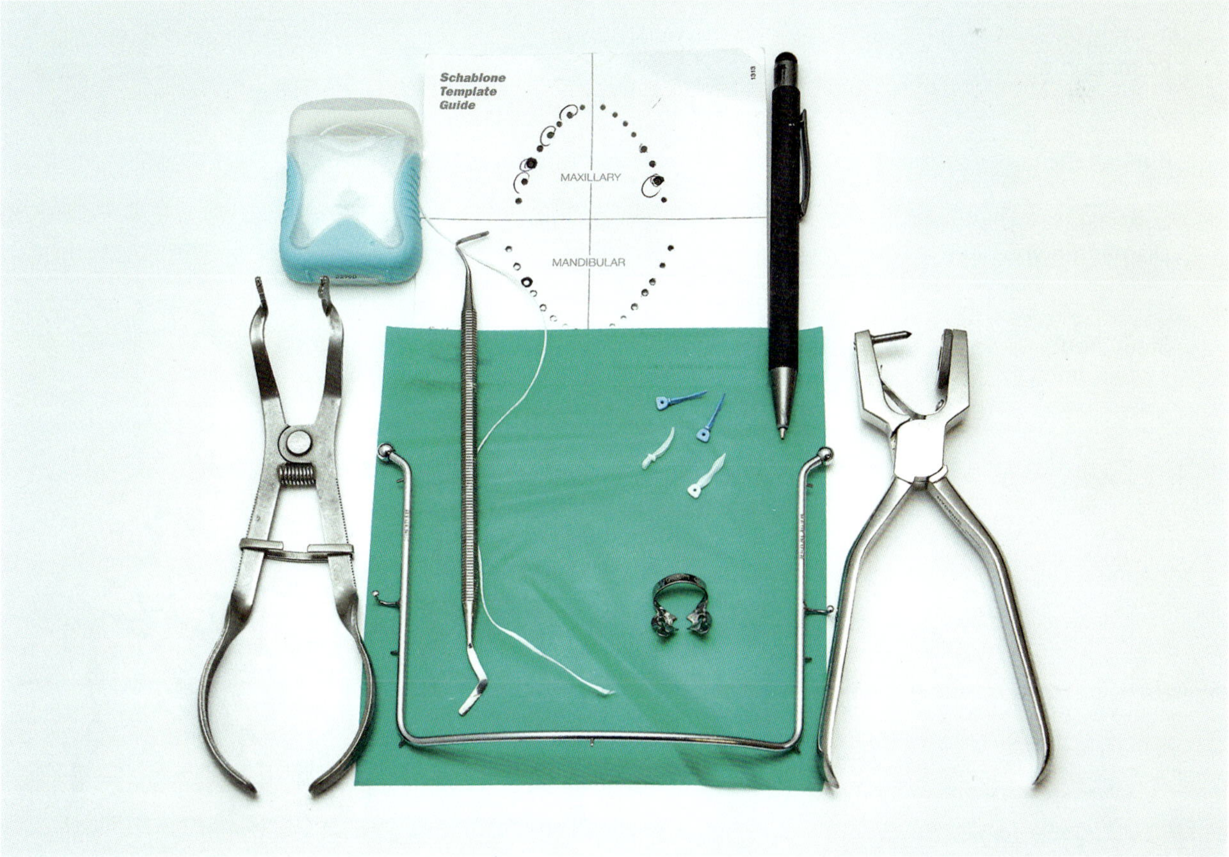

47 Welche Vorteile bietet die absolute Trockenlegung bei einer Wurzelbehandlung?

48 Welche Übertragungsinstrumente kommen bei der Füllungstherapie zum Einsatz?

BA S. 144
JB 1 S.378

49 Ordnen Sie den folgenden rotierenden Instrumenten die entsprechende Instrumentengruppe zu und geben Sie jeweils ein mögliches Einsatzgebiet an.
Instrumentengruppe: Bohrer = 1, Schleifinstrument = 2, Polierer = 3

Instrument	Instrumentengruppe	Einsatzgebiet
Diamantschleifer		
Hartmetallbohrer		
Rosenbohrer		
Bürstchen		
Diamantfinierer		
Steinchen		

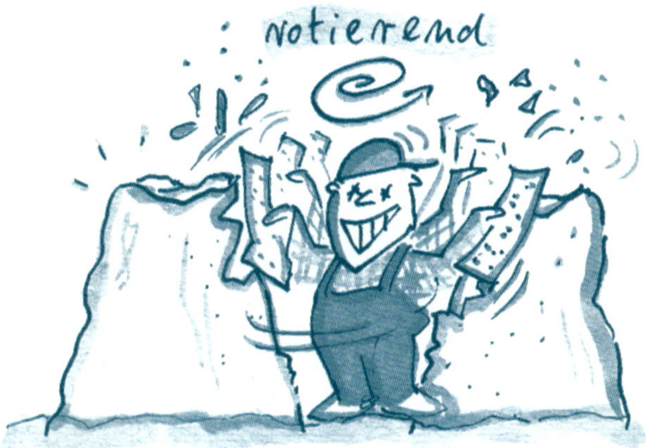

50 Wofür werden Matrizen und Keile benötigt?

Matrizen: ______________________________

____

Keil: ______________________________

____

51 In welchen Schritten läuft eine Komposite-Füllung an 36 mod ab? Ergänzen Sie folgende Tabelle zur Füllung.

Arbeitsschritt	**Instrumente, Materialien**
Anästhesie	

52 Beschreiben Sie die einzelnen Arbeitsschritte bei der Versorgung mit einem Keramikinlay an Zahn 46. Ergänzen Sie dazu die folgende Tabelle.

	Arbeitsschritt	Instrumente, Materialien
1. Sitzung		

LF 5
Patienten bei endodontischen Behandlungen begleiten

1 Das Stützgerüst unseres Körpers besteht aus verschiedenen Knochen, die zusammen das Skelett bilden. Ergänzen Sie die fehlenden Begriffe, sodass richtige Aussagen entstehen.

Knochen sind von einer Knochenhaut (Fachbegriff: __________) umgeben, die Nerven und Blutgefäße enthält und den Knochen ernährt. Die äußere Wand eines Knochens bezeichnet man als __________________ . Diese gibt dem Knochen seine Stabilität. Im Inneren befindet sich die schwammartig aufgebaute ___________ , die aus feinen Knochenbälkchen mit vielen Hohlräumen besteht. In der Markhöhle und innerhalb der Hohlräume zwischen den Knochenbälkchen liegt das ________________ , das der Blutbildung dient.

Schädelknochen
BA → S. 156/
JB 2 → S. 16

2 Beschriften Sie die untenstehende Abbildung des Schädels mit den deutschen und lateinischen Fachbegriffen.

1 ______________________________

2 ______________________________

3 ______________________________

4 ______________________________

5 ______________________________

6 ______________________________

7 ______________________________

8 ______________________________

9 ______________________________

10 ______________________________

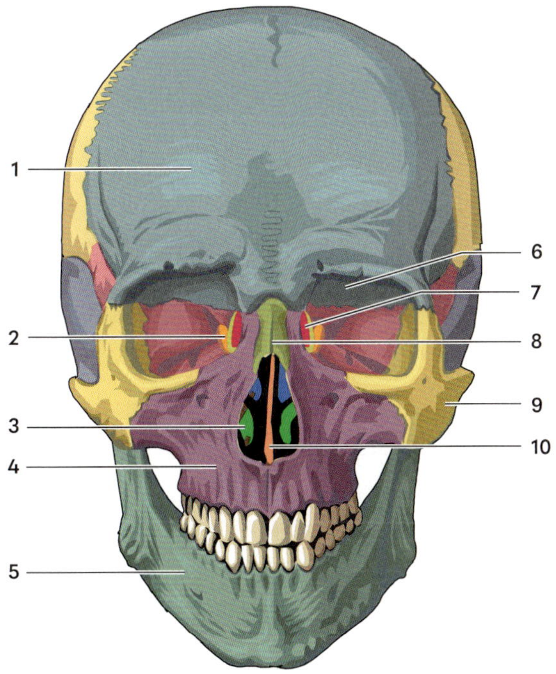

3 Das Gehirn wird schützend von Schädelknochen umgeben. Nennen Sie die Hirnschädelknochen mit den deutschen und lateinischen Fachbegriffen.

______________________ ______________________

______________________ ______________________

____

4 Beschriften Sie die Anteile des Oberkiefers mit den deutschen und lateinischen Fachbegriffen.

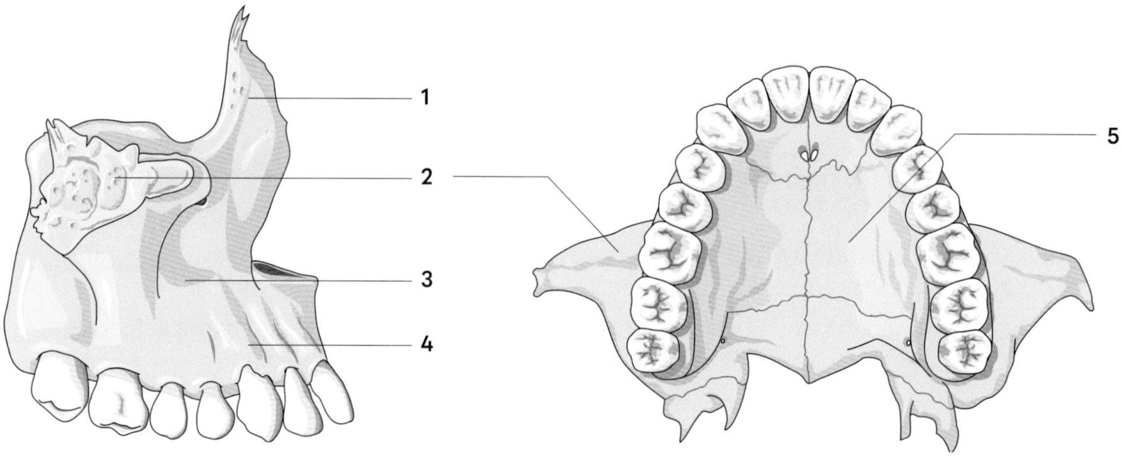

1 ______________________

2 ______________________

3 ______________________

4 ______________________

5 ______________________

5 Nennen Sie drei wichtige Knochenlöcher im Oberkiefer mit den lateinischen Fachbegriffen und beschreiben Sie deren Lage.

Knochenloch	Lage
1	
2	
3	

6 Beschriften Sie die Anteile des Unterkiefers mit den deutschen und lateinischen Fachbegriffen.

1 ______________________________

2 ______________________________

3 ______________________________

4 ______________________________

5 ______________________________

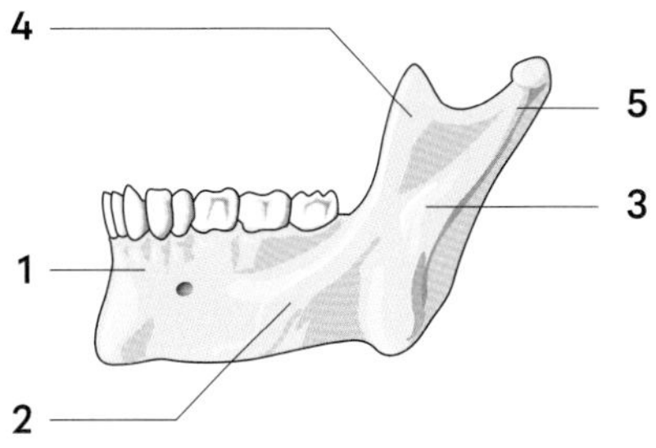

7 Nennen Sie zwei wichtige Knochenlöcher im Unterkiefer mit den lateinischen Fachbegriffen und beschreiben Sie deren Lage.

Knochenloch	Lage
1	
2	

8 Erläutern Sie den Begriff Nasennebenhöhlen.

____

____

9 Nennen Sie die vier verschiedenen Nasennebenhöhlen mit dem deutschen und lateinischen Fachbegriff.

______________________________ ______________________________

______________________________ ______________________________

10 Erläutern Sie den Fachbegriff Mund-Antrum-Verbindung (MAV).

____

____

____

____

11 Ergänzen Sie das untenstehende Kreuzworträtsel zur Anatomie des Ober- und Unterkiefers. (Ö = Ö)

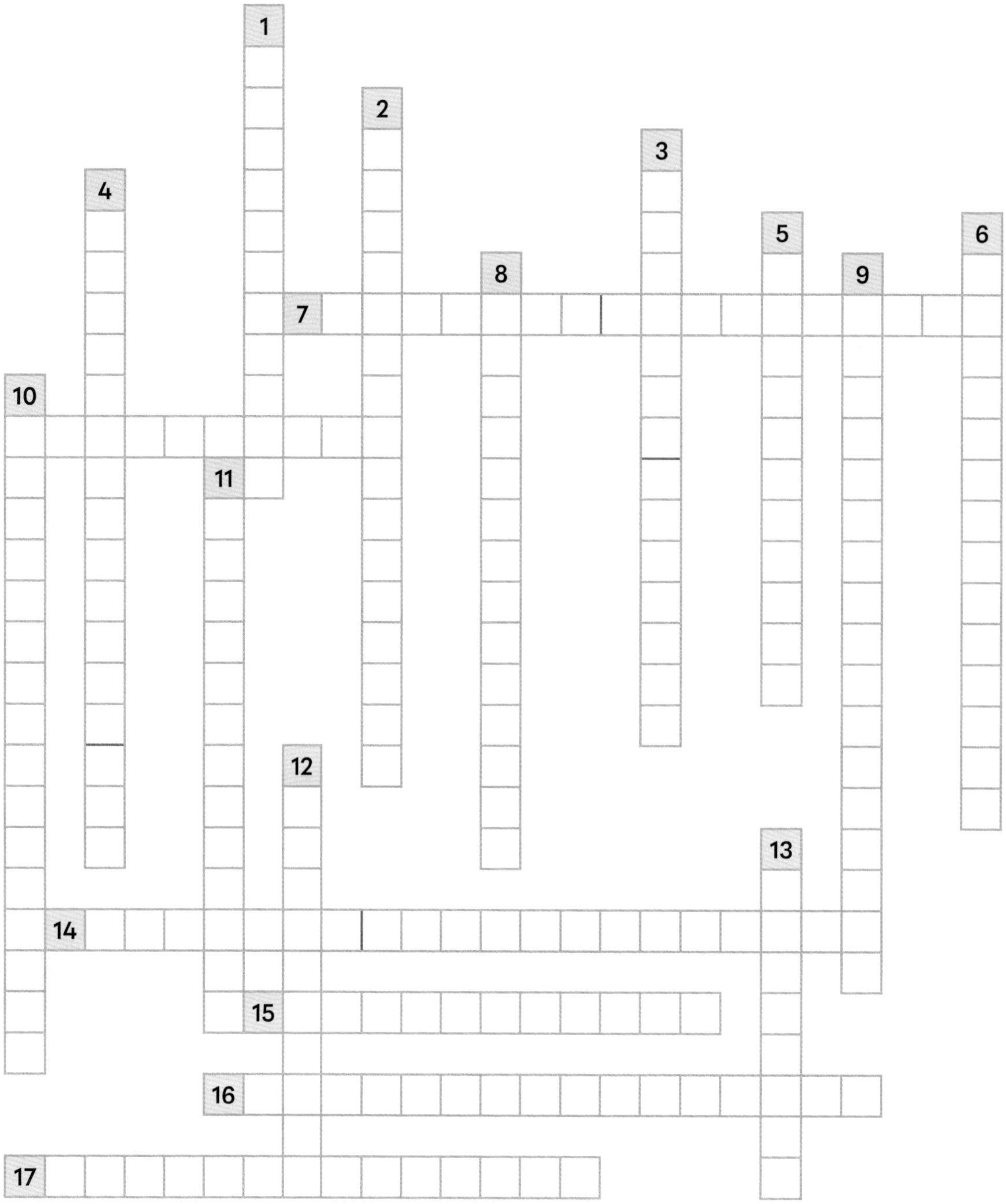

Waagerecht:

7 Knochenloch an der Innenseite des aufsteigenden Astes
10 Maxilla
14 Knochenloch unterhalb der Augenhöhle
15 Foramen
16 Processus zygomaticus
17 Processus palatinus

Senkrecht:

1 Mandibula
2 Processus alveolaris
3 Knochenloch an der Außenseite des Unterkiefers im Bereich der Prämolaren
4 Ramus mandibulae
5 Sinus maxillaris
6 Processus articularis
8 Processus muscularis
9 Corpus mandibulae
10 Corpus maxillae
11 Processus frontalis
12 Caput mandibulae
13 Alveole

12 Welche beiden Aussagen zum Kiefergelenk sind richtig?

☒ ☒

A) ☐ Das Kiefergelenk ist die bewegliche Verbindung zwischen Ober- und Unterkiefer.

B) ☐ Das Kiefergelenk ist ein Kugelgelenk und kann sich daher in alle Richtungen bewegen.

C) ☐ Das Kiefergelenk ist ein Dreh-Gleit-Gelenk.

D) ☐ Das Kiefergelenk liegt hinter dem knöchernen Gehörgang.

E) ☐ Das Kiefergelenk ist die bewegliche Verbindung zwischen Oberkiefer und Jochbein.

F) ☐ Das Kiefergelenk wird vom Schläfenbein und der Mandibula gebildet.

13 Beschriften Sie die Anteile des Kiefergelenks mit den deutschen und lateinischen Fachbegriffen.

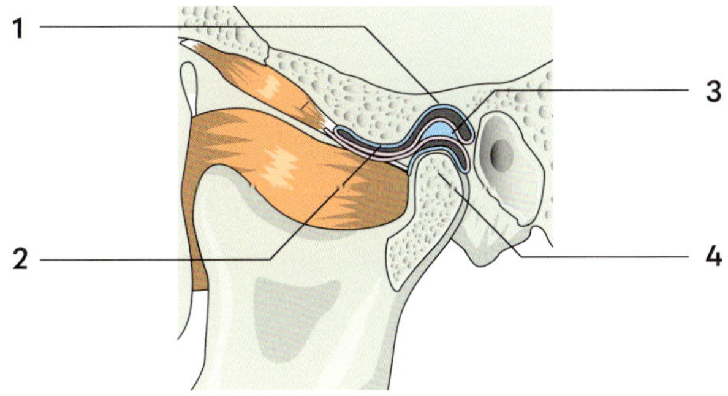

1 ______________________________

2 ______________________________

3 ______________________________

4 ______________________________

14 Nennen Sie die Bedeutung der beiden Fachbegriffe Kiefersperre und Kieferklemme.

Kiefersperre: ______________________________

Kieferklemme: ______________________________

15 Bei Öffnungs- und Schließbewegungen des Unterkiefers kann es zu Kiefergelenkknacken kommen. Erläutern Sie die Ursache bzw. Entstehung von Kiefergelenkknacken.

____

____

____

____

16 Beschriften Sie die bezeichneten Kaumuskeln mit den deutschen und lateinischen Fachbegriffen und nennen Sie deren Hauptfunktion.

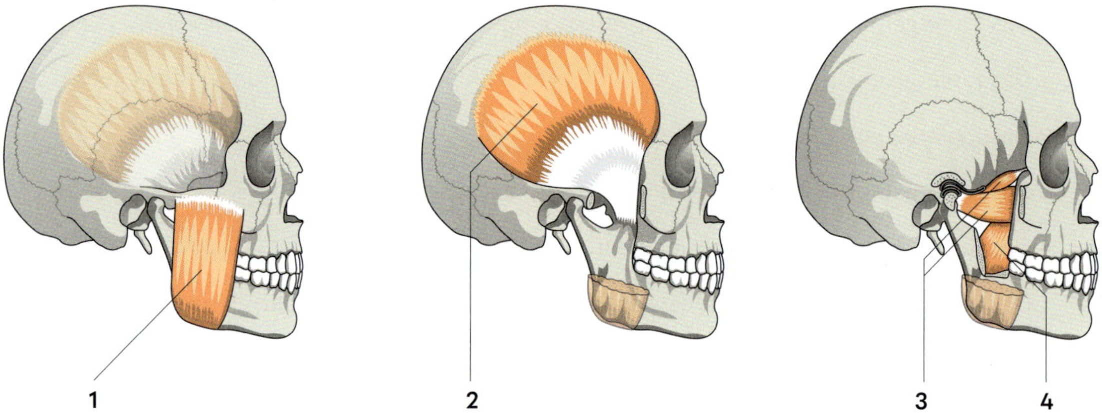

	Kaumuskel	Funktion
1		
2		
3		
4		

17 Welche Aussagenkombination zur Kopfmuskulatur ist richtig?

1. Der Mundbodenmuskel (M. mylohyoideus) gehört zur mimischen Muskulatur.
2. Die Kontraktion der Lippenringmuskulatur bewirkt das Schließen des Mundes.
3. Die Mundbodenmuskulatur trägt in geringem Maße zur Mundöffnung bei.
4. Der Gesichtsausdruck wird von der Kontraktion der mimischen Muskulatur bestimmt.
5. Durch die einseitige Kontraktion des äußeren Flügelmuskels erfolgt die Seitwärtsbewegung des Unterkiefers.

A) ☐ Aussage 1 und 3 sind richtig.

B) ☐ Aussage 1, 3 und 4 sind richtig.

C) ☐ Aussage 2, 3 und 5 sind richtig.

D) ☐ Aussage 3, 4 und 5 sind richtig.

E) ☐ Alle Aussagen sind richtig.

18 Ergänzen Sie das untenstehende Kreuzworträtsel zur Anatomie des Kiefergelenks und der Kaumuskulatur. (Ä = Ä, Ö = Ö, Ü = Ü)

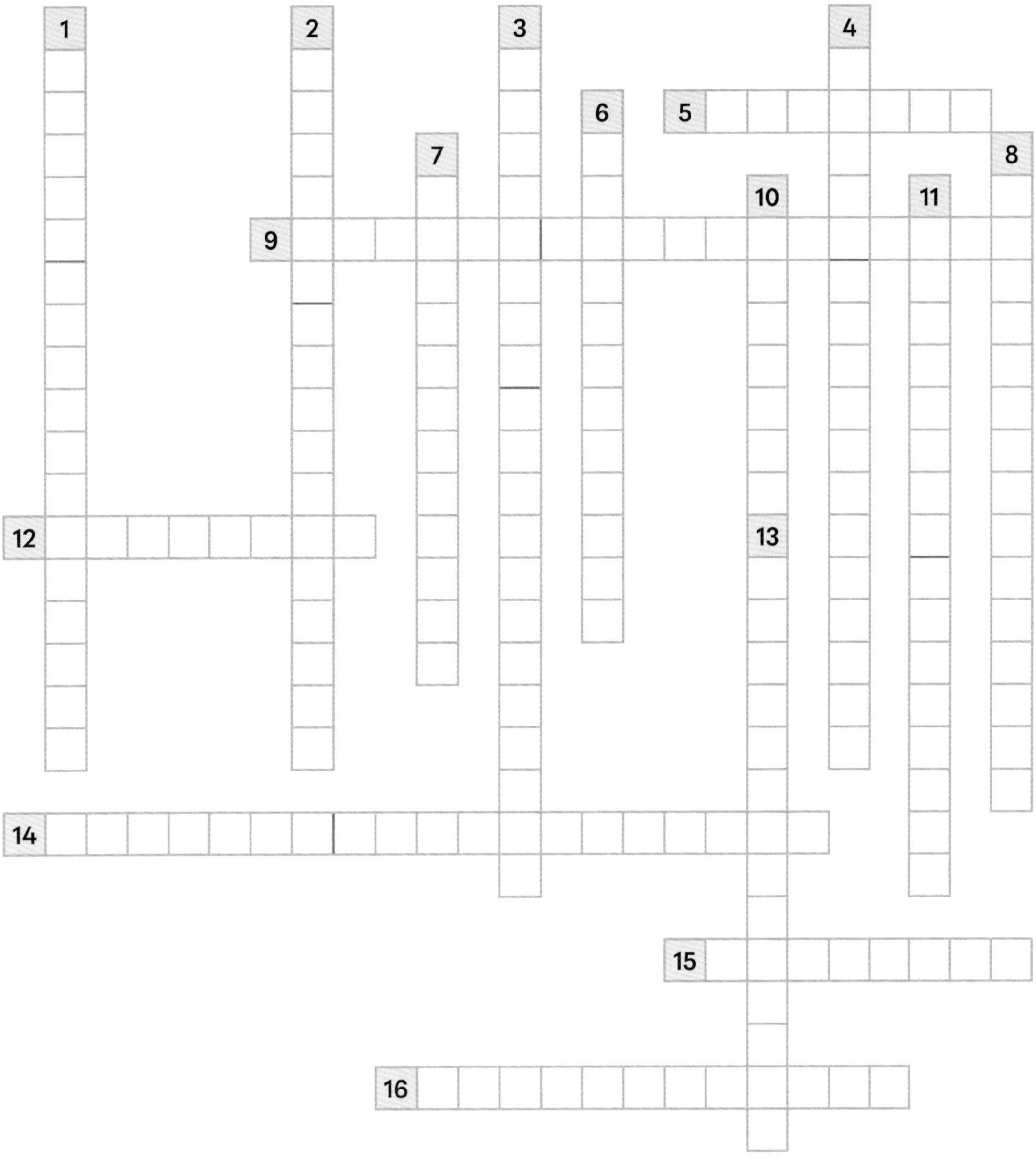

Waagerecht:

5 Fachbegriff für Gelenkschmiere
9 Raum zwischen der Gelenkscheibe und dem Gelenkkopf
12 Fachbegriff für Gelenkkopf/Gelenkwalze
14 deutsche Bezeichnung für Musculus pterygoideus medialis
15 Fachbegriff, der mit M. abgekürzt wird
16 Zustand, bei dem der Kiefer nicht mehr geschlossen werden kann

Senkrecht:

1 Raum zwischen der Gelenkgrube und der Gelenkscheibe
2 Fachbegriff für Gelenkscheibe
3 deutsche Bezeichnung für Musculus pterygoideus lateralis
4 Fachbegriff für Gelenkgrube
6 Zustand, bei dem der Kiefer nicht mehr geöffnet werden kann
7 deutsche Bezeichnung für Tuberculum articulare
8 Gelenkart des Kiefergelenks
10 Gewebe, aus dem die Gelenkscheibe besteht
11 Kaumuskel, der zwischen der Außenfläche des Kieferwinkels und dem Jochbein liegt
13 deutsche Bezeichnung für M. temporalis

19 Welche Aussagenkombination zur Einteilung des Nervensystems ist richtig?

1. Das autonome Nervensystem arbeitet weitgehend selbstständig und reguliert z. B. die Herztätigkeit oder Atmung.	**A)** ☐ Aussage 1 und 2 sind richtig.
2. Das periphere Nervensystem besteht aus 31 Rückenmarksnerven und den 12 Hirnnerven und dient der Informationsübermittlung.	**B)** ☐ Aussage 1, 3 und 4 sind richtig.
3. Das willkürliche Nervensystem steuert die Bewegungsabläufe der Skelettmuskulatur.	**C)** ☐ Aussage 2, 3 und 5 sind richtig.
4. Zum zentralen Nervensystem gehören das Gehirn und das Rückenmark.	**D)** ☐ Aussage 3, 4 und 5 sind richtig.
5. Das vegetative Nervensystem steuert z. B. das Verdauungssystem oder den Stoffwechsel.	**E)** ☐ Alle Aussagen sind richtig.

20 Im peripheren Nervensystem unterscheidet man sensible, motorische und gemischte Nerven. Erläutern Sie deren typische Eigenschaften.

sensible Nerven: ______________________________

____

motorische Nerven: ______________________________

____

gemischte Nerven: ______________________________

21 Der N. trigeminus ist der fünfte Hirnnerv, der sich an einem Nervenknoten teilt. Nennen Sie die drei Hauptäste des N. trigeminus mit der deutschen und lateinischen Bezeichnung.

____

____

____

22 Beschriften Sie die bezeichneten Anteile des N. trigeminus mit den lateinischen Fachbegriffen.

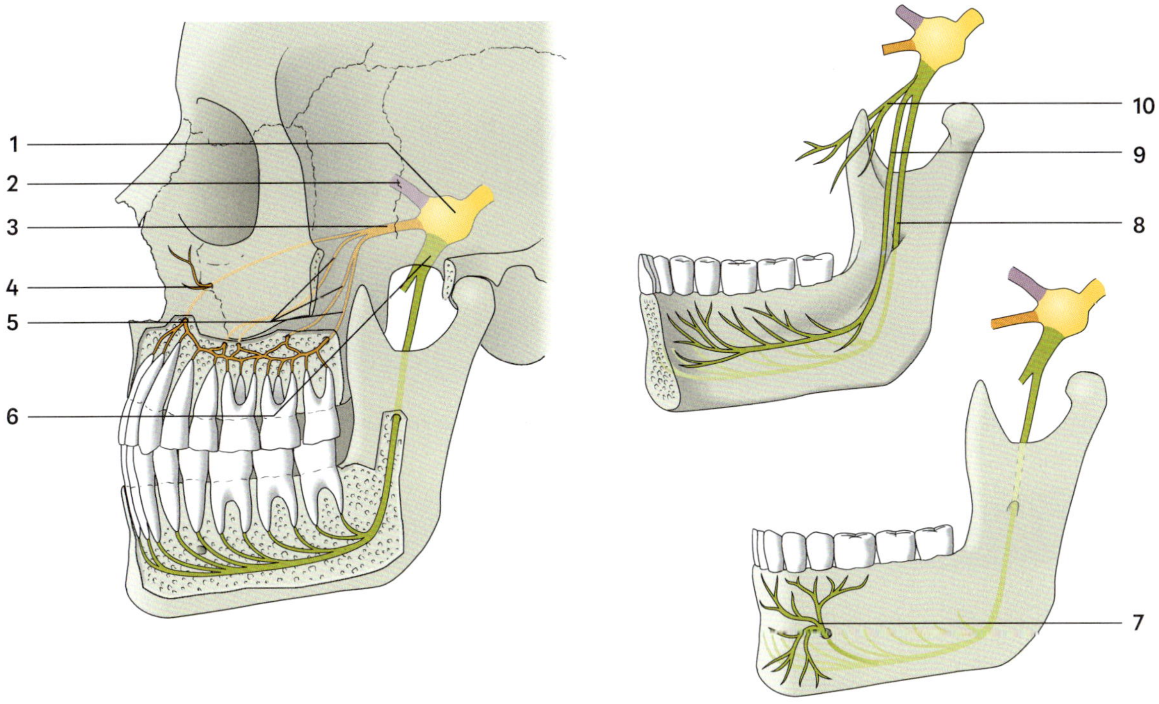

1 ______________________

2 ______________________

3 ______________________

4 ______________________

5 ______________________

6 ______________________

7 ______________________

8 ______________________

9 ______________________

10 ______________________

Schmerzausschaltung
BA → S. 175/
JB 2 → S. 35

23 Erläutern Sie den Fachbegriff Anästhesie und nennen Sie grundsätzlich verschiedene Formen der Anästhesie.

____

____

24 Erklären Sie den Fachbegriff Vasokonstringens und erläutern Sie dessen Wirkung.

____

____

____

25 Man unterscheidet vier verschiedene Formen der Lokalanästhesie. Verbinden Sie die Fachbegriffe mit der entsprechenden Beschreibung.

1. Infiltrationsanästhesie	**a)** Anästhesie an einem Nervenstamm
2. Leitungsanästhesie	**b)** Injektion des Anästhetikums in den Desmodontalspalt
3. intraligamentäre Anästhesie	**c)** Anästhesie eines Schleimhautbezirks
4. Oberflächenanästhesie	**d)** Anästhesie der Endverzweigungen der Nerven

26 Ergänzen Sie das untenstehende Rätsel zur Lokalanästhesie. Die markierten Buchstaben ergeben von oben nach unten das Lösungswort. (Ä = Ä, Ü = Ü)

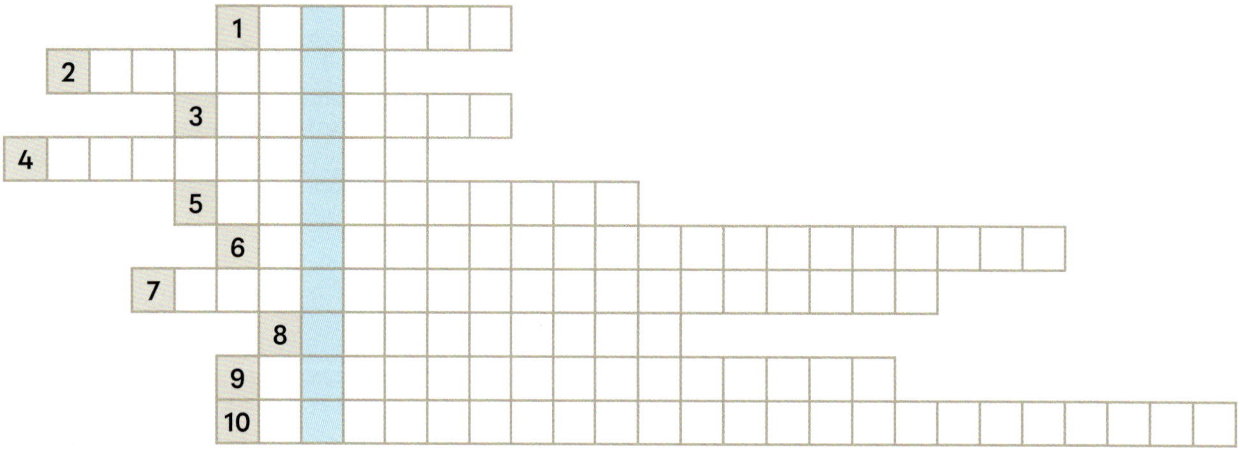

1 Hohlnadel zur Injektion
2 Fachbegriff für Allgemeinanästhesie
3 Lieferform von gebrauchsfertigen Injektionslösungen
4 Fachbegriff für das Wiederaufstecken des Kanülenschutzes (beidhändig verboten!)
5 deutsche Bezeichnung für Desmodontalspalt
6 Fachbezeichnung für blutgefäßverengende Substanzen
7 Lokalanästhesie an einem Nervenstamm
8 Fachbegriff für innerhalb der Mundhöhle
9 Fachbegriff für örtliche Betäubung
10 Lokalanästhesie an den Endverzweigungen der Nerven

Lösungswort: ______________________

27 Eine Entzündung ist eine Abwehrreaktion unseres Körpers. Nennen Sie die fünf typischen Anzeichen einer lokalen Entzündung mit dem deutschen und lateinischen Fachbegriff.

1 ______________________

2 ______________________

3 ______________________

4 ______________________

5 ______________________

28 Der Verlauf von Entzündungen hängt von der Stärke des Reizes und der Stärke des Immunsystems ab. Nennen Sie typische Merkmale von akuten und chronischen Entzündungen.

akute Entzündungen	
chronische Entzündungen	

29 Bei einer Entzündung kann es auch zur Bildung von Eiter (Pus) kommen. Verbinden Sie die Fachbegriffe mit den entsprechenden Beschreibungen.

1. Abszess	**a)** Eiteransammlung in einer Körperhöhle (z. B. Kieferhöhle)
2. Phlegmone	**b)** eitrige Haarbalgentzündung
3. Empyem	**c)** abgekapselte Eiteransammlung
4. Furunkel	**d)** flächenhafte Eiteransammlung im Gewebe

Vitalerhaltung der Pulpa
BA → S. 194/
JB 2 → S. 54

30 Nennen Sie Therapiemaßnahmen zur Vitalerhaltung der Pulpa.

____

31 Bei der Behandlung zur Vitalerhaltung der Pulpa wird auch ein Medikament eingesetzt. Nennen Sie den Wirkstoff dieses Medikaments und erläutern Sie dessen Wirkung.

Wirkstoff: ______________________________

Wirkung: ______________________________

32 Welche Aussagenkombination zu den Erkrankungen der Pulpa ist richtig?

1. Aus einer chronischen Pulpaentzündung kann sich bei einer Verschlechterung der Abwehrlage eine akute Pulpaentzündung entwickeln.	**A)** ☐ Aussage 1 und 4 sind richtig.
2. Bei einer Pulpagangrän ist die Vitalitätsprobe positiv.	**B)** ☐ Aussage 1, 3 und 5 sind richtig.
3. Eine abgestorbene Pulpa kann zu einer apikalen Ostitis führen.	**C)** ☐ Aussage 2 und 5 sind richtig.
4. Eine Pulpanekrose kann durch eine direkte Überkappung behandelt werden.	**D)** ☐ Aussage 3, 4 und 5 sind richtig.
5. Bei einer Pulpagangrän kommt es zu einem fauligen Zerfall der Pulpa.	**E)** ☐ Alle Aussagen sind richtig.

Wurzelkanalbehandlung
BA → S. 198/
JB 2 → S. 58

33 Welche beiden Aussagen zur Wurzelkanalbehandlung sind richtig?

☒ ☒

A) ☐ Bei einer Entzündung der Pulpa ist die Vitalitätsprobe immer negativ.
B) ☐ Bei einer Trepanation wird die Pulpahöhle eröffnet.
C) ☐ Die Aufbereitung der Wurzelkanäle erfolgt mit verschieden großen Guttaperchastiften.
D) ☐ Mit einem Lentulo wird die abgestorbene Pulpa aus der Pulpahöhle entfernt.
E) ☐ Für die medikamentöse Einlage wird ein Sealer verwendet.
F) ☐ Die Entfernung der entzündeten, vitalen Pulpa bezeichnet man als Vitalexstirpation.

34 Bei einer Wurzelkanalbehandlung werden verschiedene Instrumente eingesetzt. Verbinden Sie die endodontischen Instrumente mit dem jeweiligen Verwendungszweck.

1. Exstirpationsnadel	**a)** Andrücken der Guttaperchastifte an die Wurzelkanalwand (laterale Kondensation)
2. Lentulo®	**b)** Entfernung des Pulpagewebes
3. Spreader	**c)** Erweiterung des Wurzelkanals durch Abtragung von Dentin
4. Hedström-Feile	**d)** Transport von medikamentösen Pasten oder von Wurzelkanalzement in den Wurzelkanal

35 Im nebenstehenden Worträtsel sind 14 Instrumente und Materialien zur Behandlung von Wurzelkanälen in waagerechter und senkrechter Lesesrichtung versteckt. Finden und markieren Sie diese.

M	F	B	P	A	P	I	E	R	S	P	I	T	Z	E	N	T	X
E	X	S	T	I	R	P	A	T	I	O	N	S	N	A	D	E	L
T	I	M	E	S	S	B	L	O	C	K	D	H	Y	Q	S	M	S
G	Y	Ä	S	D	A	P	P	L	U	G	G	E	R	Q	E	R	P
H	M	D	G	A	T	E	S	B	O	H	R	E	R	V	A	G	R
L	U	D	Q	H	E	D	S	T	R	Ö	M	F	E	I	L	E	E
E	A	L	K	O	H	O	L	K	O	A	K	X	K	D	E	B	A
N	A	T	R	I	U	M	H	Y	P	O	C	H	L	O	R	I	D
T	G	U	T	T	A	P	E	R	C	H	A	S	T	I	F	T	E
U	M	E	L	J	R	E	A	M	E	R	C	R	K	M	C	R	R
L	H	O	V	A	U	M	T	D	W	P	H	Ä	F	U	W	M	G
O	R	J	Ö	F	B	M	T	U	T	P	X	I	I	X	Z	Ö	M

36 Eine Wurzelkanalbehandlung wird häufig unter absoluter Trockenlegung durchgeführt.
Erläutern Sie die Vorteile der absoluten Trockenlegung bei einer Wurzelkanalbehandlung.

37 Welche beiden Aussagen zur Gangränbehandlung sind richtig?

☒ ☒

A) ☐ Bei einer Gangränbehandlung müssen die Wurzelkanäle in derselben Sitzung gefüllt werden.

B) ☐ Bei einer Pulpagangrän ist die vorherige Vitalitätsprobe des Zahnes negativ.

C) ☐ Für die Aufbereitung der Wurzelkanäle werden bei einer Pulpagangrän spezielle Bohrer und Feilen verwendet.

D) ☐ Nach der Gangränbehandlung bildet sich in der Pulpahöhle neues Pulpagewebe.

E) ☐ Eine Pulpagangrän entsteht durch eine Virusinfektion des Pulpagewebes.

F) ☐ Bei einer Gangränbehandlung werden die Wurzelkanäle u. U. auch mehrmals durch eine medikamentöse Einlage desinfiziert.

38 Bringen Sie die unten aufgeführten Arbeitsschritte einer Vitalexstirpation in die richtige Reihenfolge und ordnen Sie diesen die jeweils erforderlichen Instrumente bzw. Materialien zu.

Arbeitsschritte
Entfernung der Pulpa • Wurzelfüllung • Trepanation • Längenbestimmung der Wurzelkanäle • Verschluss der Kavität • Anästhesie • Röntgenkontrollaufnahme • Aufbereitung der Wurzelkanäle • Reinigung, Desinfektion, Trocknung der Wurzelkanäle • Exstirpationsnadel • Röntgenmessaufnahme, elektrometrische Längenbestimmung

Instrumente und Materialien
Guttaperchastifte, Sealer, Lentulo, Spreader, Plugger • NaOCl, H_2O_2, NaCl, EDTA, Papierspitzen • Röntgengerät, Bildträger • Material für temporären Verschluss • Reamer, Hedström-Feile, Kerr-Feile, NaOCl, H_2O_2, NaCl, EDTA • Winkelstück, Diamant • Spritze, Anästhetikum, Kanüle

	Arbeitsschritte	Instrumente/Materialien
1		
2		
3		
4		
5		
6		
7		
8		
9		

39 Ergänzen Sie das untenstehende Kreuzworträtsel zur Wurzelkanalbehandlung. (Ö = Ö)

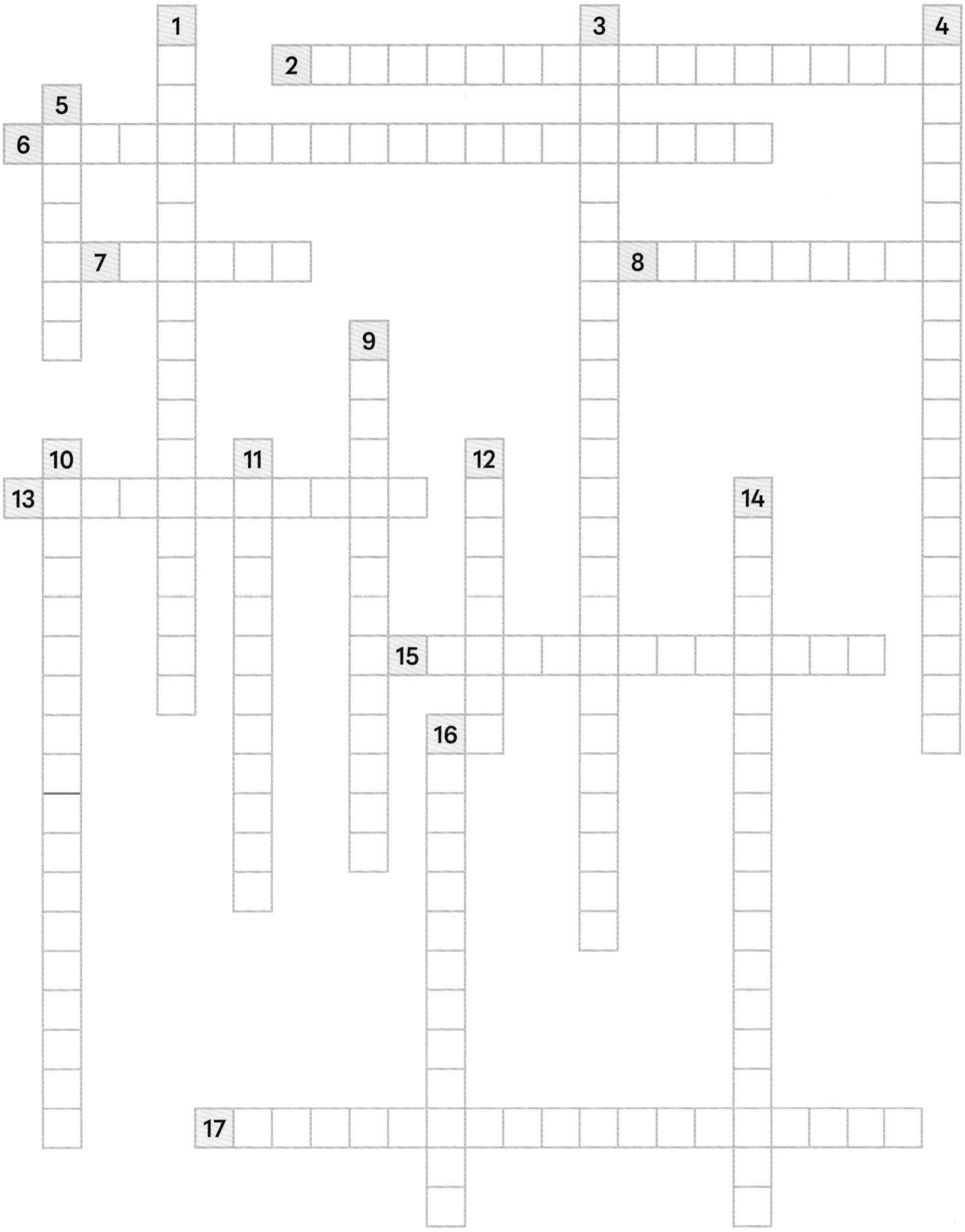

Waagerecht:
- **2** Wurzelfüllmaterial
- **6** Verfahren, um die Tiefe der Aufbereitung zu bestimmen
- **7** Instrument zur Aufbereitung eines Wurzelkanals
- **8** Instrument zur lateralen Kondensation einer Wurzelkanalfüllung
- **13** Amputation der vitalen Pulpa
- **15** Absterben des Pulpagewebes
- **17** andere Bezeichnung für H_2O_2

Senkrecht:
- **1** Entfernung der entzündeten vitalen Pulpa
- **3** Verfahren zur Kontrolle der Wurzelfüllung
- **4** Instrument zur Entfernung des Pulpagewebes
- **5** Instrument zur Wurzelkanalaufbereitung
- **9** Material zur Trocknung von Wurzelkanälen
- **10** lat.: eitrige Entzündung der Pulpa
- **11** Eröffnung der Pulpahöhle
- **12** rotierendes Instrument zum Einbringen von z. B. Wurzelfüllzement in den Wurzelkanal
- **14** Spüllösung zur Desinfektion der Wurzelkanäle
- **16** fauliger Zerfall der Pulpa

40 Bringen Sie die unten aufgeführten Arbeitsschritte einer Vitalamputation in die richtige Reihenfolge und ordnen Sie diesen die jeweils erforderlichen Instrumente bzw. Materialien zu.

Arbeitsschritte
Blutstillung • definitive Versorgung der Zahnkrone • Eröffnung der Pulpahöhle • Abdeckung der Wurzelpulpa mit einem Medikament • Anästhesie • Entfernung der Kronenpulpa • ggf. Unterfüllung (abhängig vom verwendeten Kalziumhydroxidpräparat) • absolute Trockenlegung • Reinigung der koronalen Pulpahöhle

Instrumente und Materialien
Exkavator/Rosenbohrer/Diamant • Spülung mit Wasser oder Ringerlösung • z. B. Kompositfüllung: alle erforderlichen Instrumente und Materialien • Kofferdam • z. B. Kalziumhydroxidpräparat, Kugelstopfer, Heidemannspatel • Winkelstück, Diamant • Spritze, Anästhetikum, Kanüle • Unterfüllungsmaterial, Kugelstopfer, Heidemannspatel • steriles Wattepellet, Kochsalzlösung

	Arbeitsschritte	Instrumente/Materialien
1		
2		
3		
4		
5		
6		
7		
8		
9		

LF 6
Patienten bei chirurgischen Behandlungen begleiten

1 Nennen Sie zahnärztliche chirurgische Eingriffe.

2 Welche Aussagen zur Vorbereitung chirurgischer Eingriffe treffen zu?

☒ ☒ ☒

A) ☐ Vor dem Eingriff muss eine aktuelle Anamnese erhoben werden.

B) ☐ Präoperative Röntgenbilder sind nicht sinnvoll.

C) ☐ Das Ausspülen der Mundhöhle mit einer antiseptischen Lösung dient einem besseren Mundgeruch der Patientin.

D) ☐ Vor der Operation muss die Patientin über mögliche Risiken und Komplikationen aufgeklärt werden.

E) ☐ Chirurgische Eingriffe erfolgen unter sterilen Bedingungen.

3 Welche beiden Assistenzen braucht die Zahnärztin i. d. R. bei chirurgischen Eingriffen?

4 Auf welche Art und Weise kann eine während der Operation auftretende Blutung gestillt werden? Nennen Sie die sich bietenden Möglichkeiten.

5 Erklären Sie den Begriff resorbierbare Naht.

6 Welche Hygienemaßnahmen werden vor chirurgischen Eingriffen durchgeführt?

7 Benennen Sie die abgebildeten Instrumente.

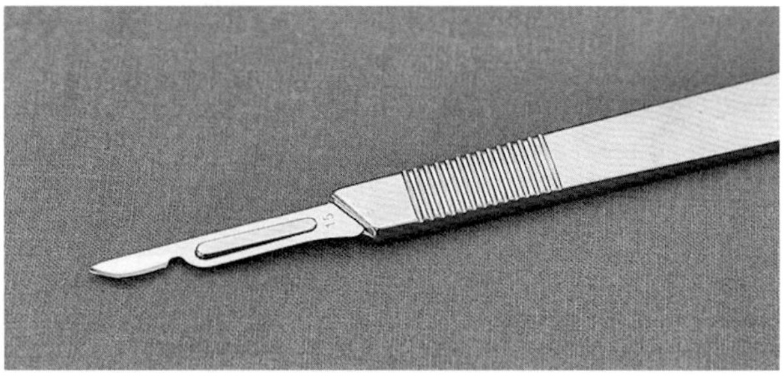

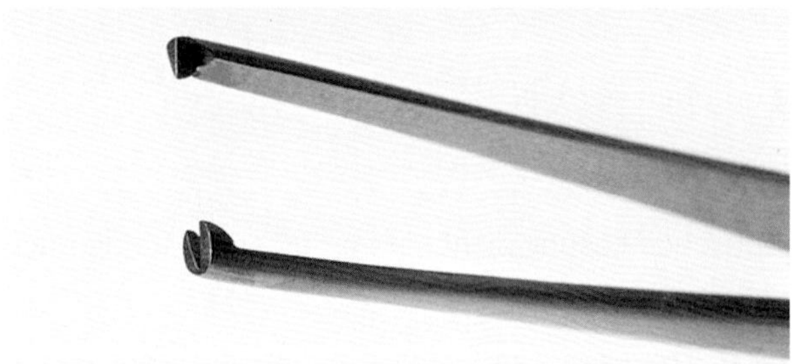

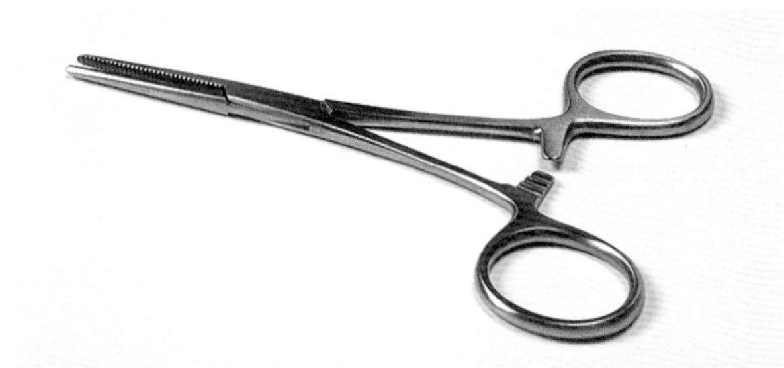

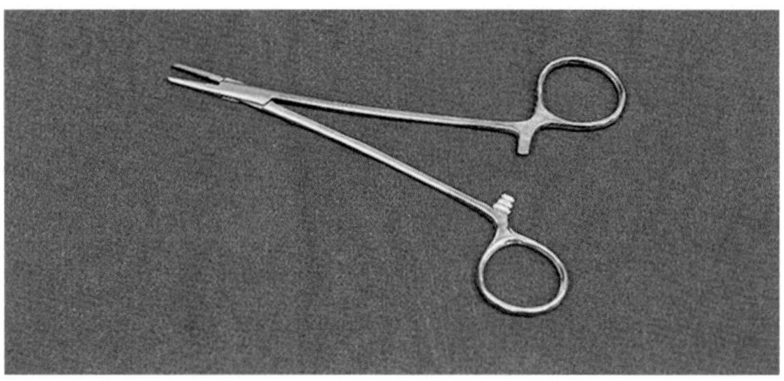

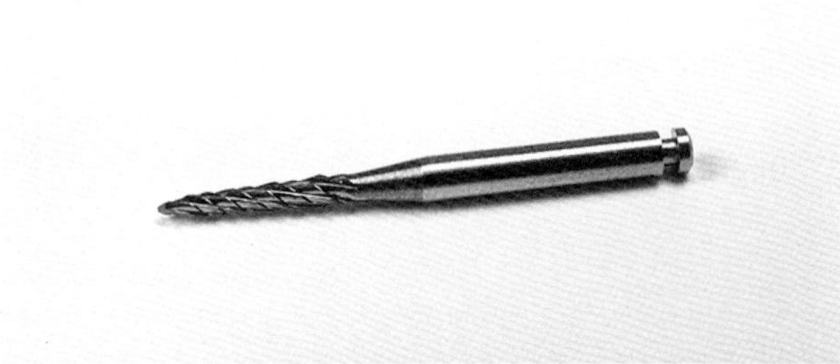

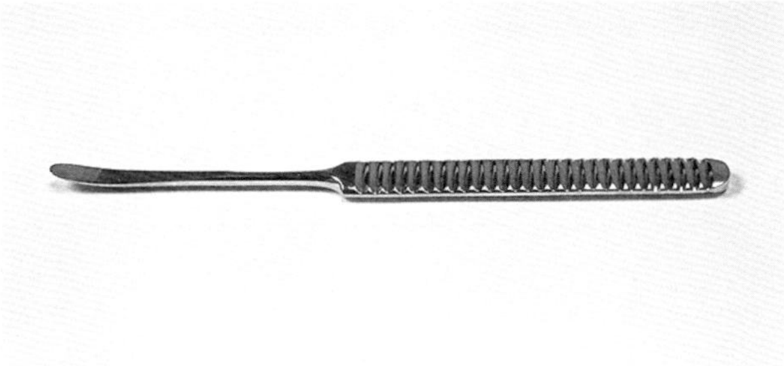

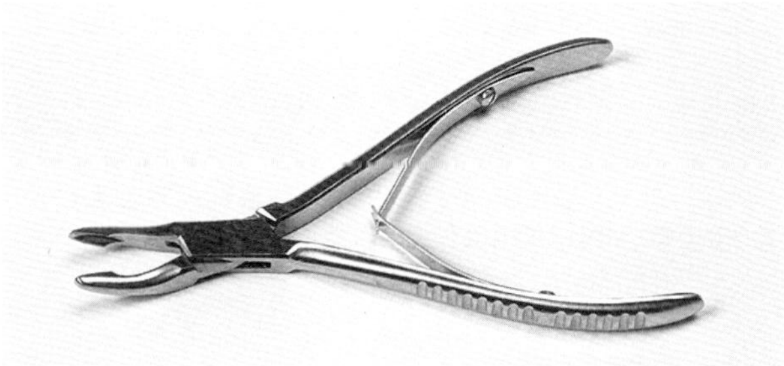

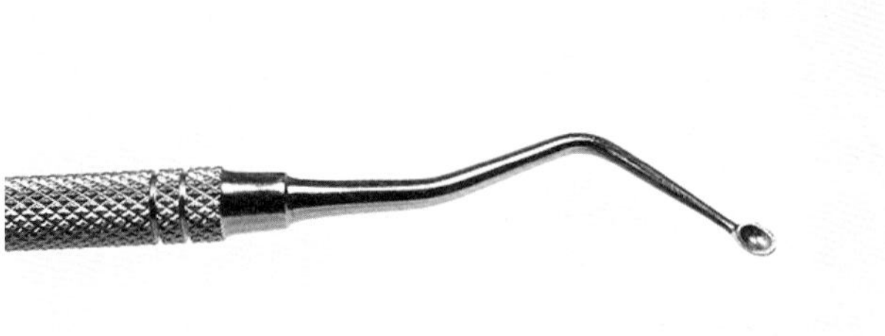

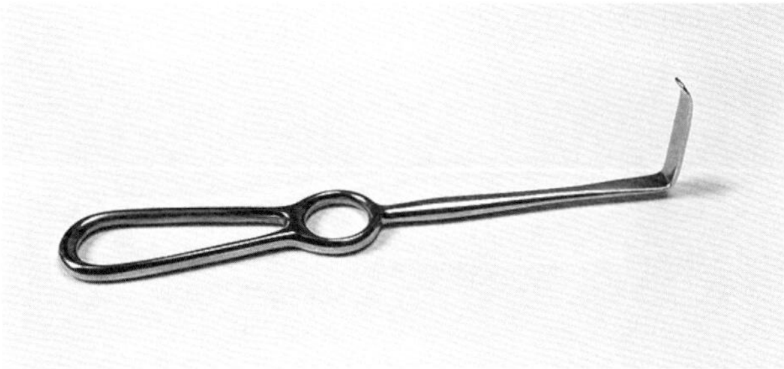

8 In der Zahnarztpraxis werden drei Arten von Pinzetten benutzt: die zahnärztliche, die chirurgische und die anatomische Pinzette. Ordnen Sie allen drei Pinzettenarten ihr Einsatzgebiet zu.

1. zahnärztliche Pinzette	**a)** Anreichen von Tupfern
2. chirurgische Pinzette	**b)** Platzieren von Watterollen in der Mundhöhle
3. anatomische Pinzette	**c)** Fassen von Gewebe

9 Nach operativen Eingriffen erhalten Patienten Hinweise zum richtigen Verhalten. Benennen Sie diese Verhaltenshinweise und begründen Sie Ihre Antwort.

Verhaltenshinweis	Begründung

10 Welche Aussagen zur Nachsorge nach chirurgischen Eingriffen sind richtig?

☒ ☒ ☒

A) ☐ Scharfe Instrumente werden in durchstichsicheren Behältern entsorgt.

B) ☐ Instrumente und Flächen werden desinfiziert.

C) ☐ Eine AU wird abhängig von der Größe des Eingriffs ausgestellt.

D) ☐ Postoperative Röntgenbilder sind nicht notwendig.

E) ☐ Nach bestimmten Eingriffen sind mehrmalige postoperative Kontrollen notwendig.

11 Beschriften Sie die folgende Abbildung zum Aufbau einer Extraktionszange.

1 ______________________

2 ______________________

3 ______________________

4 ______________________

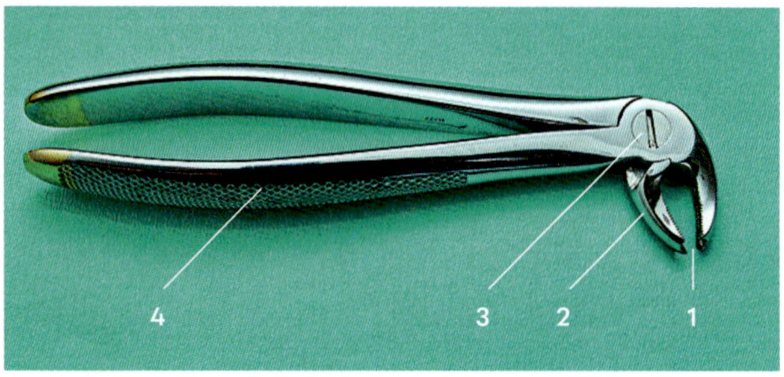

12 Für die unterschiedlichen Zahngruppen werden verschiedene Zangen verwendet. Beschriften Sie, um welche Zangen es sich bei folgenden Abbildungen handelt.

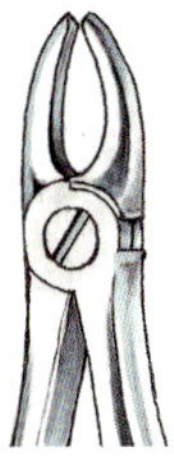
a

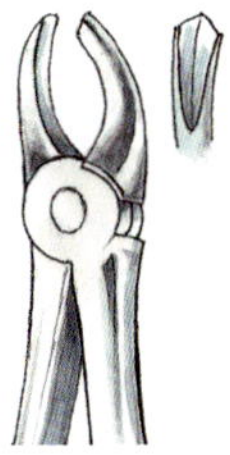
b

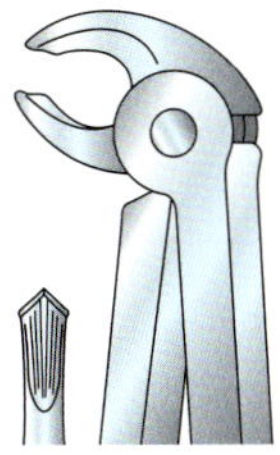
c

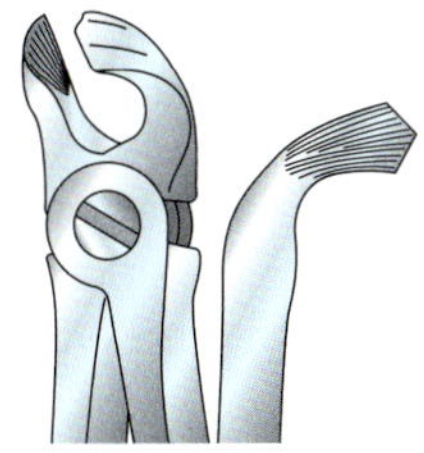
d

a) ______________________ c) ______________________

b) ______________________ d) ______________________

13 Ordnen Sie den folgenden Instrumenten ihre Funktion zu.

a) Wundhaken nach Langenbeck	
b) scharfer Löffel	
c) Knopfsonde	
d) Raspatorium	
e) Luer-Zange	

14 Welche Aussagen zur Zahnextraktion sind richtig?

A) ☐ Indikation für eine Zahnextraktion ist ein tief kariös zerstörter Zahn.

B) ☐ Die Zahnextraktion ist ein relativ seltener Eingriff, der mit einer hohen Komplikationsrate verbunden ist.

C) ☐ Die Weisheitszahnzange ist einfach gebogen und für OK und UK gleich.

D) ☐ Die OK-Molarenzangen lassen sich mit der Faustregel „Zacke zur Backe“ voneinander unterscheiden.

E) ☐ Für den Oberkiefer existieren fünf verschiedene Zangen.

15 Welche Aussagen zur WSR sind richtig?

☒ ☒ ☒

A) ☐ Eine orthograde Wurzelkanalfüllung erfolgt von der Wurzel aus.

B) ☐ Entzündlich verändertes Granulationsgewebe kann belassen werden.

C) ☐ Ein bakteriendichter Abschluss an der Wurzelspitze sollte angestrebt werden.

D) ☐ Eine WSR ist ein Versuch, den Zahn zu erhalten.

E) ☐ Die Wurzelspitze kann mit einer Lindemann-Fräse abgetrennt werden.

16 Die Zahnextraktion läuft in bestimmten Schritten ab. Benennen Sie diese Schritte und die jeweils dabei verwendeten Instrumente.

1. ______________________________

2. ______________________________

3. ______________________________

4. ______________________________

5. ______________________________

6. ______________________________

7. ______________________________

8. ______________________________

17 Mit welchen Komplikationen kann nach einer Zahnextraktion gerechnet werden?

____

____

____

____

____

____

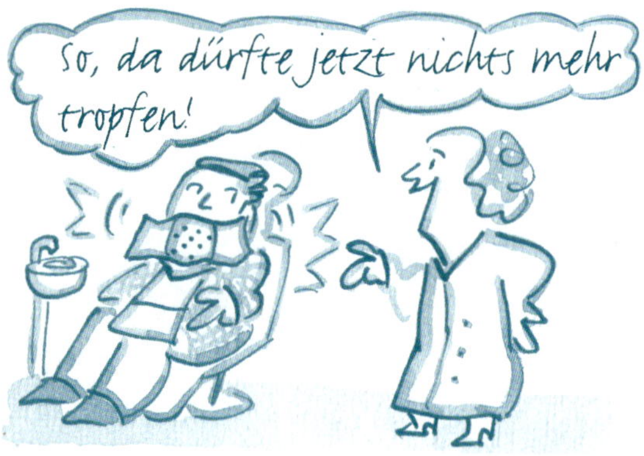

____

____

18 Welche Aussagen zu den Komplikationen nach operativer Weisheitszahnentfernung sind richtig?

☒ ☒ ☒

A) ☐ Es kann bei der operativen Entfernung aller Weisheitszähne zu einer MAV kommen.

B) ☐ Der Patient sollte vor dem Eingriff über mögliche Komplikationen aufgeklärt werden.

C) ☐ Der Bruch des Unterkiefers kann eine mögliche Komplikation sein.

D) ☐ Ein Röntgenbild gibt Aufschluss über den Verlauf des Nervus lingualis, der dadurch besser zu schonen ist.

E) ☐ Zum Schutz des Nervus lingualis wird das Raspatorium lingual unter das Periost geschoben.

19 Die einzelnen Schritte der operativen Weisheitszahnentfernung sind in der folgenden Tabelle aufgelistet. Fügen Sie zu jedem Schritt die dafür benötigten Instrumente hinzu.

	Arbeitsschritte	Instrumente
1	Lokalanästhesie	
2	Schnittführung	
3	Ablösen des Mukoperiostlappens	
4	Freilegen des Weisheitszahnes	
5	Durchtrennen des Weisheitszahnes	
6	Entfernen des Weisheitszahnes	
7	Entfernen des Zahnsäckchens, Wundtoilette	
8	Glätten von Knochenkanten	
9	Wundverschluss	

20 Welche Nerven können bei der operativen Entfernung eines unteren Weisheitszahnes verletzt werden? Mit welchen Ausfallserscheinungen ist dann zu rechnen?

21 Nennen Sie drei Indikationen für eine operative Zahnentfernung.

22 Beschreiben Sie den Ablauf einer plastischen Deckung einer MAV in einzelnen Schritten inkl. der benötigten Instrumente.

Arbeitsschritte	Instrumente

23 Welche Aussagen zur MAV sind richtig?

☒ ☒ ☒

A) ☐ Eine MAV kann durch Sondieren mit der Knopfsonde oder durch den Nasen-Blas-Versuch diagnostiziert werden.

B) ☐ Die MAV stellt die Verbindung zwischen Mund- und Nasenhöhle dar.

C) ☐ Eine MAV muss nur bei bestehendem Infekt verschlossen werden.

D) ☐ Eine MAV kann eine Sinusitis maxillaris nach sich ziehen.

E) ☐ Die Therapie der MAV ist deren plastische Deckung.

24 Welche Verhaltenshinweise geben Sie einem Patienten nach MAV-Verschluss?

____

____

____

25 Nennen Sie Ursache, Symptome und Therapie einer Dentitito difficilis.

Ursache: ______________________________

____

Symptome: ______________________________

____

Therapie: ______________________________

____

26 Welche Aussage zu Zysten ist falsch?

[x]

A) ☐ Eine radikuläre Zyste entsteht im Bereich der Zahnwurzel.

B) ☐ Das entfernte Zystengewebe sollte immer histopathologisch untersucht werden, um einen malignen Tumor auszuschließen.

C) ☐ Follikuläre Zysten entstehen im Bereich der Krone retinierter Zähne.

D) ☐ Auf dem Röntgenbild erkennt man die Zyste an einer Aufhellung.

E) ☐ Eine Zyste ist ein mit Eiter gefüllter Hohlraum.

27 Zysten können operativ durch eine Zystektomie oder durch eine Zystostomie entfernt werden. Erklären Sie den Unterschied zwischen beiden Methoden.

Zystektomie: ______________________________

____

Zystostomie: ______________________________

____

____

28 Welche Aussagen zur Hemisektion sind richtig?

☒ ☒

A) ☐ Der Zahn wird längs durchtrennt und beide Hälften werden in der Alveole belassen.

B) ☐ Der Zahn wird längs durchtrennt und die krankhaft veränderte Wurzel zusammen mit dem Kronenanteil entfernt.

C) ☐ Eine Hemisektion ist bei allen Seitenzähnen möglich.

D) ☐ Durch die Hemisektion kann der verbleibende Zahn erhalten und zur prothetischen Versorgung herangezogen werden.

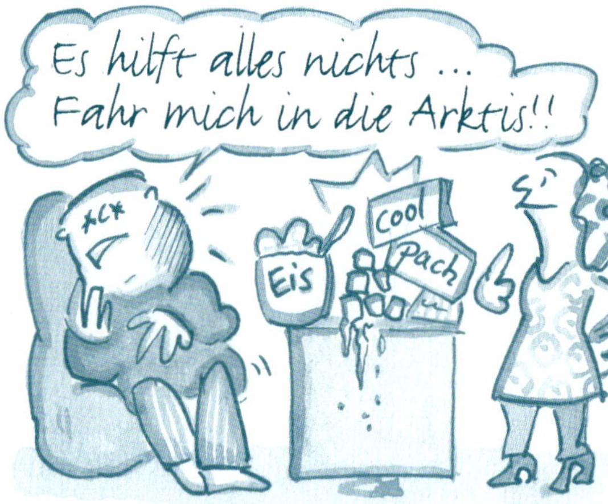

Es hilft alles nichts ...
Fahr mich in die Arktis!!
Cool Pack
Eis

29 Erklären Sie den Eingriff einer Prämolarisierung und beschreiben Sie die Indikation für eine Prämolarisierung.

____

____

____

____

30 Übersetzen Sie die lateinischen Begriffe ins Deutsche.

präoperativ		**resorbierbare Naht**	
intraoperativ		**retrograd**	
Kontraindikation		**maligne**	
Exzision		**Fraktur**	
atraumatisch		**inserieren**	
komprimieren		**Reimplantation**	

31 Bringen Sie den Ablauf einer WSR anhand der Abbildungen in die richtige Reihenfolge und benennen Sie die einzelnen Schritte.

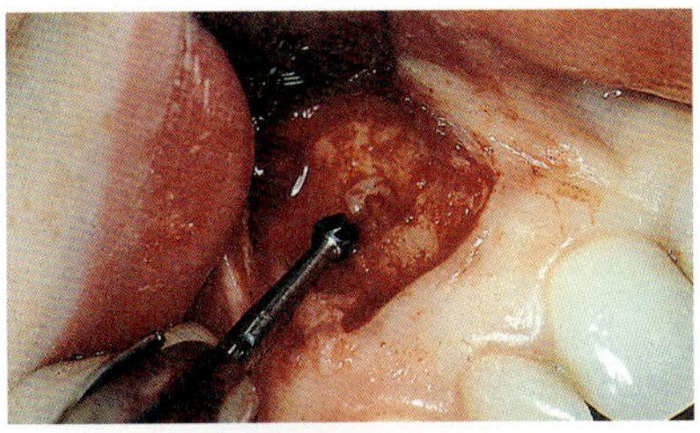

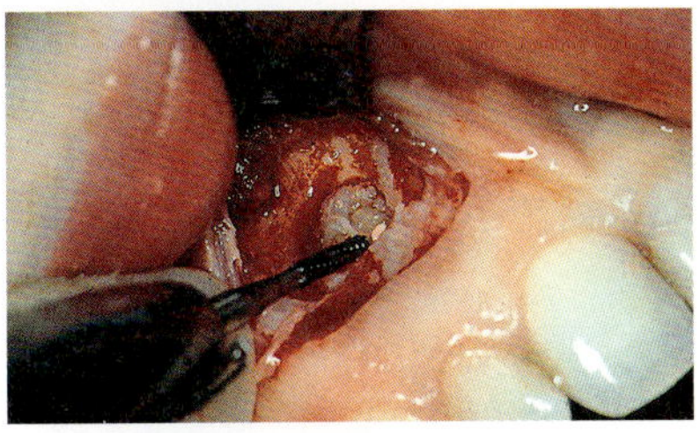

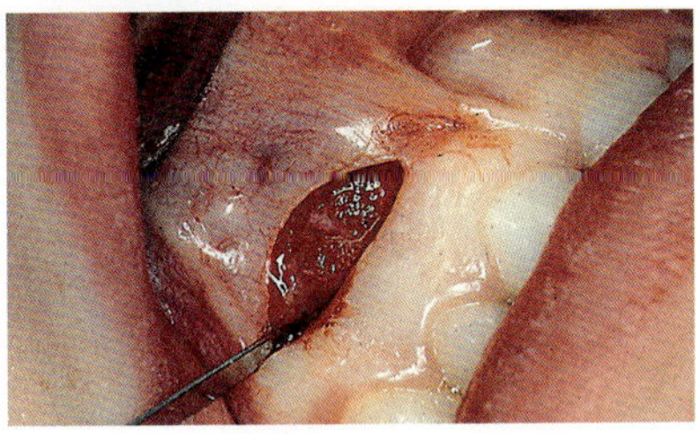

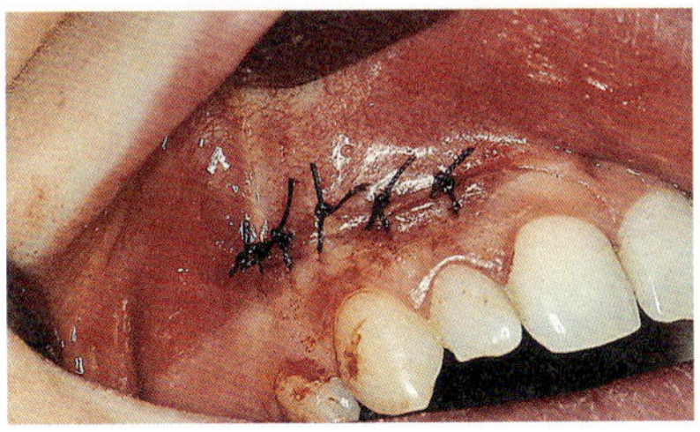

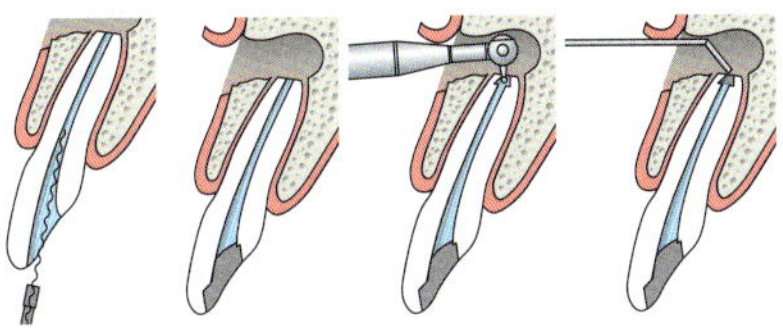

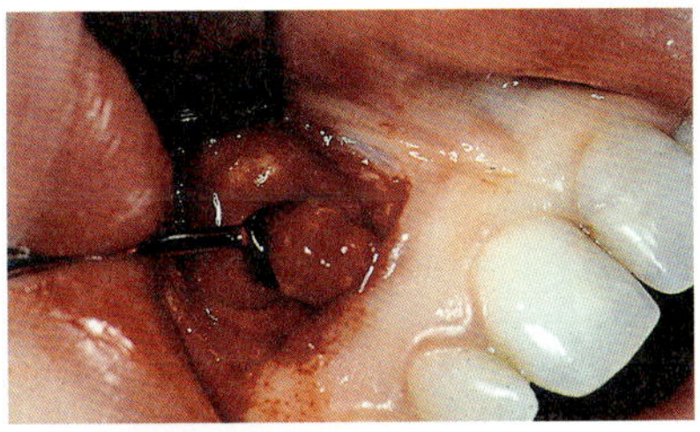

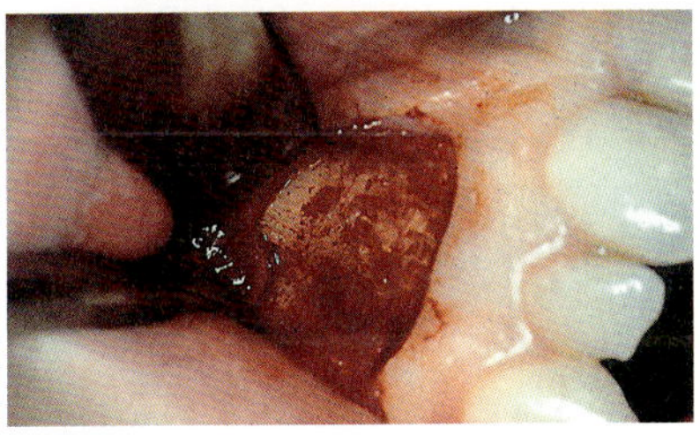

32 Verbinden Sie mit Pfeilen die lateinischen Begriffe mit den deutschen Erklärungen.

1. Exzision	a) gutartig
2. Pus	b) Schnitt, Behandlung eines Abszesses
3. benigne	c) Längstrennung eines parodontal geschädigten Zahnes und Überkronung der beiden Zahnhälften nach Wurzelbehandlung
4. Hemisektion	d) Herausschneiden von Gewebe
5. Inzision	e) Eiter
6. Prämolarisierung	f) Längstrennung eines mehrwurzeligen Zahnes und Entfernung der krankhaft veränderten Wurzel einschl. Kronenanteil

33 Nennen Sie Indikationen für eine Implantation.

____

____

____

____

____

34 Implantate können subgingival und transgingival einheilen.
Ordnen Sie beiden Formen deren Eigenschaften zu.

1. subgingival	a) Die Implantate sind nach der Operation in der Mundhöhle sichtbar.
2. transgingival	b) Der Eingriff benötigt zwei Schritte.
	c) Die Implantate heilen unter dem Zahnfleisch gedeckt ein.
	d) Die Implantate müssen zu einem späteren Zeitpunkt freigelegt werden.
	e) Es handelt sich um ein einzeitiges Vorgehen.

35 Welche Schritte müssen vor einer Implantation ablaufen?

____

____

____

____

____

____

____

____

____

36 Nennen Sie die einzelnen Schritte bei einer Implantation.

1. ______________________ 6. ______________________

2. ______________________ 7. ______________________

3. ______________________ 8. ______________________

4. ______________________ 9. ______________________

5. ______________________ ______________________

____

37 Welche Aussagen zu Komplikationen bei Implanaten treffen zu?

☒ ☒ ☒

A) ☐ Bei den meisten Implantaten kommt es zu Lockerungen und Verlust.

B) ☐ Der komplikationslose Verlauf bei einer Implantation hängt auch von der Mundhygiene des Patienten ab.

C) ☐ Bei der Implantation im Unterkiefer kann es zu Nervenverletzungen kommen.

D) ☐ Wundheilungsstörungen sind bei Rauchern nicht höher als bei Nichtrauchern.

E) ☐ Der intraoperative Zustand stellt sich anders dar als in der präoperativen Diagnostik.

38 Erklären Sie kurz die folgenden Begriffe.

Sofortimplantation: ______________________________

navigierte Implantation: ______________________________

____

39 Bearbeiten Sie das folgende Kreuzworträtsel. Die markierten Buchstaben ergeben von oben nach unten das Lösungswort.

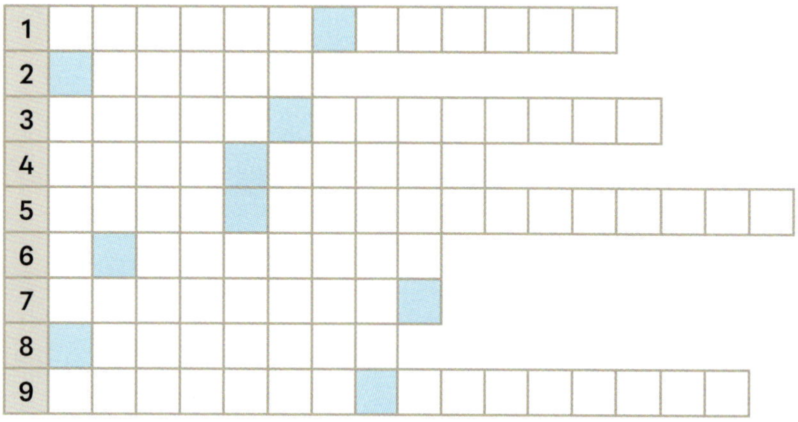

1 durch das Zahnfleisch hindurch
2 Schleimhaut
3 Entzündung um das Implantat
4 Zweiteingriff nach der Implantation
5 prothetische Konstruktion über dem Implantat
6 das Einsetzen von Implantaten
7 Anheben des Kieferhöhlenbodens
8 Schwund
9 Entstehen eines festen Verbunds zwischen Implantat und Knochen im Rahmen der Einheilung

Lösungswort: ______________________

40 Welche Aussagen zum Sinuslift sind falsch?

[x] [x]

A) ☐ Es handelt sich um ein Verfahren, bei dem der Boden der Kieferhöhle angehoben wird.

B) ☐ Beim Sinuslift muss das Implantat zu einem späteren Zeitpunkt inseriert werden.

C) ☐ Der Begriff Sinuslift stammt aus dem Lateinischen.

D) ☐ Knochen kann zur Verbesserung des Implantatbettes am Boden der Kieferhöhle eingebracht werden.

E) ☐ Der Zugang kann über ein Knochenfenster von der Seite geschaffen werden.

41 Verbinden Sie mit Pfeilen die Fachwörter mit den entsprechenden Erklärungen.

1. Osteomyelitis	**a)** Knochenglättung nach Zahnextraktion
2. Sequester	**b)** vom Restknochen abgegrenztes, abgestorbenes Knochenareal
3. Alveolotomie	**c)** Knochenmarksentzündung
4. Reimplantation	**d)** Wiedereinpflanzung von herausgerissenen Zähnen
5. Knochenaugmentation	**e)** Erhöhung des Knochenangebotes durch Knochenaufbau

42 Welche Eingriffe zählen zur präprothetischen Chirurgie?

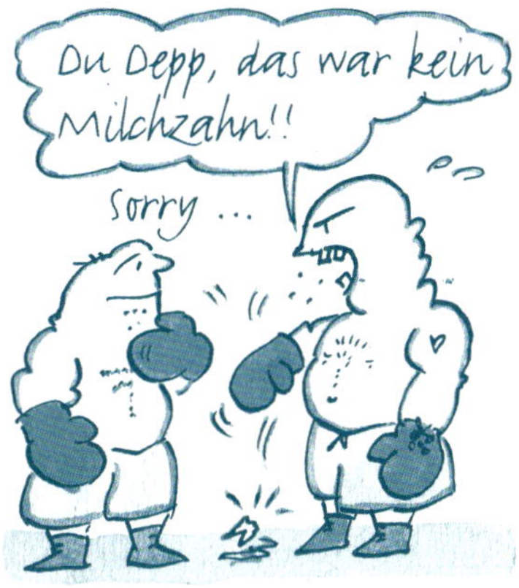

43 Welche Aussage ist falsch?

☒

A) ☐ Eine Fraktur im Bereich des Zahnes entsteht meistens durch ein Trauma.

B) ☐ Man unterscheidet Kronen- und Wurzelfrakturen.

C) ☐ Bei der Längsfraktur eines einwurzeligen Zahnes muss dieser extrahiert werden.

D) ☐ Bei Kronenfrakturen kann der Zahn meistens nicht erhalten werden.

E) ☐ Eine Kronenfraktur II. Grades kann durch eine Füllung behandelt werden.

44 Welche Maßnahmen sind bei der Avulsion eines Zahnes zu beachten?

45 Es gibt gutartige und bösartige Tumoren. Diese unterscheiden sich in ihrem Wachstumsverhalten und Aussehen. Ordnen Sie den beiden Tumorarten die folgenden Kennzeichen zu.

1. gutartiger Tumor

2. bösartiger Tumor

a) Tumor setzt keine Metastasen

b) Zellen sind wenig verändert

c) Tumor zeigt ein schnelles Wachstum

d) Tumor dringt in Nachbargewebe ein

e) Tumor wächst langsam

f) Tumor wird radikal chirurgisch operiert

g) Tumor zeigt ein abgegrenztes Wachstum

h) Bestrahlung und Chemotherapie sind weitere Möglichkeiten der Therapie

46 Erklären Sie den Begriff Diastema mediale und beschreiben Sie die Therapie.

____

____

____

____

47 Definieren Sie stichpunktartig die folgenden Begriffe aus der Arzneimittellehre.

frei verkäuflich: ______________________________

____

verschreibungspflichtig: ______________________________

____

apothekenpflichtig: ______________________________

Betäubungsmittel: ______________________________

____

____

48 Welche Informationen muss die Verpackung eines Medikamentes enthalten?

______________ ______________ ______________

______________ ______________ ______________

______________ ______________ ______________

49 Medikamente können lokal oder systemisch verabreicht werden.
Ordnen Sie die Beispiele den Verabreichungsformen zu.

1. lokale Verabreichung

2. systemische Verabreichung

a) Fluoridlack

b) Creme

c) Tabletten

d) Augensalbe

e) Spritze

f) Zäpfchen

50 Welche Aussagen zu Arzneimittelformen treffen zu?

☒ ☒ ☒

A) ☐ Eine Creme ist eine Öl-in-Wasser-Emulsion.

B) ☐ Bei Kapseln befindet sich der Wirkstoff in einer Hülle, die erst im Magen zersetzt wird.

C) ☐ Zäpfchen werden auch Suppositorien genannt.

D) ☐ Dragees sind große Tabletten.

E) ☐ Bei einer Lösung ist der Wirkstoff in Wasser oder Alkohol gelöst.

51 Erklären Sie die Begriffe „enterale Applikation“ und „parenterale Applikation“ und nennen Sie jeweils Beispiele dazu.

enterale Applikation: ______________________________

____

____

parenterale Applikation: ______________________________

____

____

52 Bei der parenteralen Applikation wird der Magen-Darm-Trakt umgangen. Die Injektion als parenterale Applikationsform kann an unterschiedlichen Stellen des Körpers erfolgen. Definieren Sie folgende Injektionsarten.

a) intravenöse Injektion: ____________________

b) subkutane Injektion: ____________________

c) intramuskuläre Injektion: ____________________

d) submuköse Injektion: ____________________

53 Benennen Sie das Anwendungsgebiet der folgenden Arzneimittelgruppen.

a) Hämostyptika: ____________________

b) Antibiotika: ____________________

c) Antikoagulanzien: ____________________

d) Antimykotika: ____________________

e) Analgetika: ____________________

f) Antiphlogistika: ____________________

g) Vasokonstringenzien: ____________________

54 Welche Aussage ist falsch?

☒

A) ☐ Antibiotika sind Medikamente gegen Bakterien.

B) ☐ Der MRSA-Keim ist ein Virus.

C) ☐ MRSA kommt häufig in Kliniken vor.

D) ☐ Der MRSA-Keim ist ein Bakterium.

E) ☐ Immungeschwächte Patienten sind gefährdet.

55 Worauf muss man bei der Aufbewahrung von Medikamenten achten?

____

____

____

____

____

LF 7
Medizinische Notfälle begleiten

Das Blut
BA → S. 271/
JB 2 → S. 211

1 Nennen Sie die Aufgaben des Blutes.

____

____

____

____

2 Welche Aussagen treffen auf das Blutplasma zu?

☒ ☒ ☒

A) ☐ Das Blutplasma ist der flüssige Anteil des Blutes.

B) ☐ Das Blutplasma macht ca. 70 % des Blutvolumens aus.

C) ☐ Hauptbestandteil des Plasmas ist Zucker.

D) ☐ Plasma ohne Fibrinogen wird Serum genannt.

E) ☐ Plasma enthält u. a. Proteine, Hormone und Fibrinogen.

3 Bei den Blutzellen unterscheidet man die Erythrozyten, Leukozyten und Thrombozyten. Ordnen Sie den drei Arten von Blutzellen ihre Aufgabe zu.

1. Erythrozyten	**a)** Blutgerinnung
2. Leukozyten	**b)** Sauerstofftransport
3. Thrombozyten	**c)** Abwehr

4 Welche Aussagen zum Blut sind richtig?

☒ ☒ ☒

A) ☐ Der rote Blutfarbstoff wird auch Hämoglobin genannt.

B) ☐ Die Blutzellen werden im Rückenmark gebildet.

C) ☐ Anämie bedeutet eine erniedrigte Zahl von Erythrozyten.

D) ☐ Das Plasma gehört zu den festen Bestandteilen des Blutes.

E) ☐ Bei AIDS-Kranken sinkt die Zahl der T-Helferzellen.

5 Ergänzen Sie die folgende Tabelle zu den Eigenschaften der zellulären Bestandteile des Blutes.

	Erythrozyten	**Leukozyten**	**Thrombozyten**
Menge/Anzahl	4–5 Mio./μl	4 000–10 000/μl	150 000–300 000/μl
Form			
Größe	7,5 μm	ca. doppelt so groß wie die Erythrozyten	ca. 1/4 der Größe der Erythrozyten
Lebensdauer	ca. 120 Tage	1 Tag bis 1 Jahr	ca. 4 Tage
Ort der Bildung			
Funktion			

6 Welche Aussagen zur Anämie sind richtig?

☒ ☒ ☒

A) ☐ Anämie bedeutet Blutarmut.

B) ☐ Häufige Ursache der Anämie ist Kupfermangel.

C) ☐ Die Zahl der Erythrozyten und das Hämoglobin sind erniedrigt.

D) ☐ Während der Schwangerschaft tritt selten eine Anämie auf.

E) ☐ Die Patienten sind müde und blass.

7 Definieren Sie, was man unter „Antigenen“ versteht.

____

____

8 Erklären Sie den Unterschied zwischen Mikro- und Makrophagen.

____

____

9 Bei der Abwehr spricht man von spezifischer und unspezifischer Abwehr. Ordnen Sie diesen beiden Formen der Abwehr die entsprechenden Kennzeichen und Eigenschaften zu.

1. spezifische Abwehr

2. unspezifische Abwehr

A) Hierzu gehören die Zytokine.

B) Sie richtet sich gegen ein spezielles Antigen.

C) Die humorale Abwehr wird von Antikörpern dargestellt.

D) Die Zellen dieses Abwehrsystems sind die T-Zellen.

E) Makrophagen sind Zellen dieses Abwehrsystems.

F) Die Haut stellt eine Art Schutzwall dar.

10 Welche Aussagen zur Blutgerinnung sind richtig?

☒ ☒ ☒

A) ☐ Die Gerinnung beginnt mit der Bildung eines Fibrinnetzes.

B) ☐ Koagulum bedeutet Blutpfropf.

C) ☐ Thrombozyten verklumpen und legen sich an die Gefäßwand.

D) ☐ Für die Blutgerinnung braucht man Thrombozyten oder Gerinnungsfaktoren.

E) ☐ Gerinnungsfaktoren sind im Plasma vorhanden.

11 Nennen Sie Medikamente, die zu Gerinnungsstörungen führen.

____

12 Welche Bestandteile des Blutes tragen zur Gerinnung bei?

____

____

13 Worauf ist bei Patienten, die Marcumar® bzw. Xarelto® einnehmen, vor chirurgischen Eingriffen zu achten?

____

____

____

Blutgerinnung
BA → S. 274/
JB 2 → S. 214

14 Bringen Sie die Schritte der Blutgerinnung in die richtige Reihenfolge, indem Sie die Ziffern von 1 bis 6 verteilen.

A) ☐ Es kommt zu einer Gefäßkontraktion.

B) ☐ Fibrin und Thrombozyten dichten das Gefäß ab.

C) ☐ Die Thrombozyten verklumpen.

D) ☐ Es bildet sich ein Fibrinnetz.

E) ☐ Gerinnungsfaktoren werden aktiviert.

F) ☐ Durch ein verletztes Gefäß werden die Thrombozyten aktiviert.

15 Benennen Sie den Aufbau der Herzwand von innen nach außen.

____

____

____

____

____

____

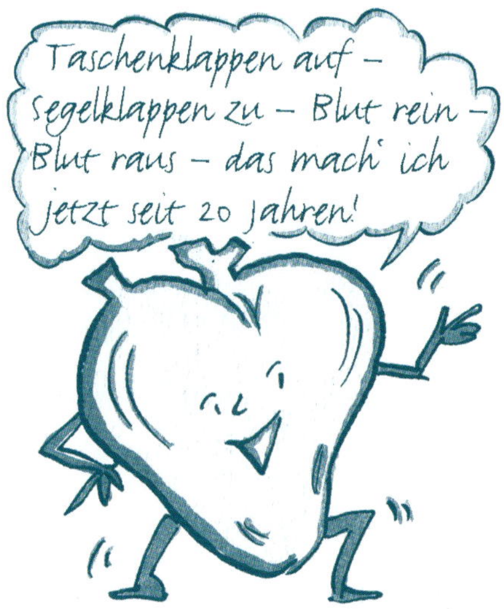
Taschenklappen auf –
Segelklappen zu – Blut rein –
Blut raus – das mach' ich
jetzt seit 20 Jahren!

16 Welche der folgenden Aussagen zur Anatomie des Herzens sind nicht richtig?

☒ ☒

A) ☐ Die Trikuspidalklappe ist eine Taschenklappe.

B) ☐ Die Mitralklappe hat zwei Segel.

C) ☐ Die Pulmonalklappe verbindet die rechte Kammer mit der Lungenarterie.

D) ☐ Vorhof und Kammer werden durch Segelklappen getrennt.

E) ☐ Die Aortenklappe ist eine Segelklappe.

17 Beschriften Sie die folgende Abbildung des Herzens mit den deutschen und ggf. mit den lateinischen Fachbegriffen.

1 ____________________

2 ____________________

3 ____________________

4 ____________________

5 ____________________

6 ____________________

7 ____________________

8 ____________________

9 ____________________

10 ____________________

11 ____________________

12 ____________________

13 ____________________

14 ____________________

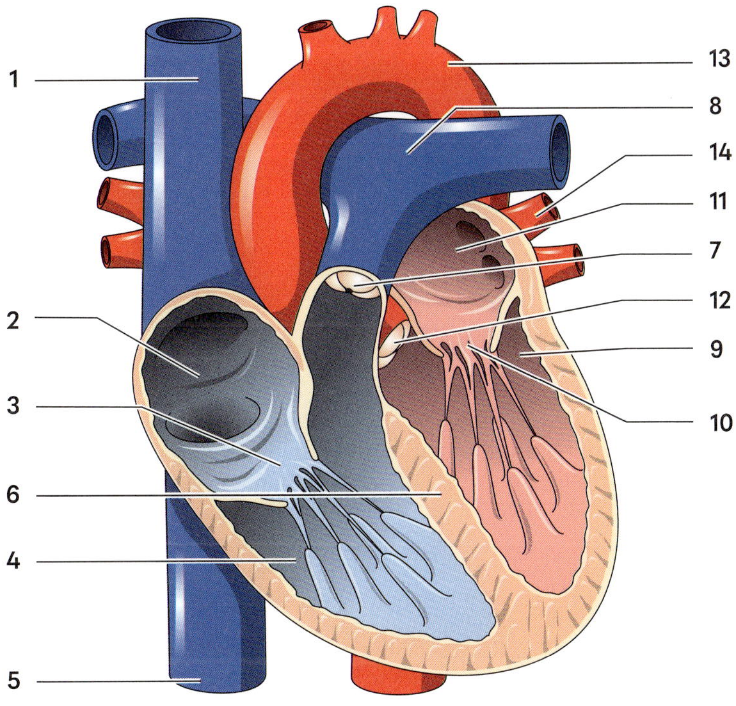

18 Das Herz kontrahiert sich in regelmäßigen Abständen. Dabei wechseln sich zwei Herzaktionen ab. Benennen und beschreiben Sie diese beiden Phasen.

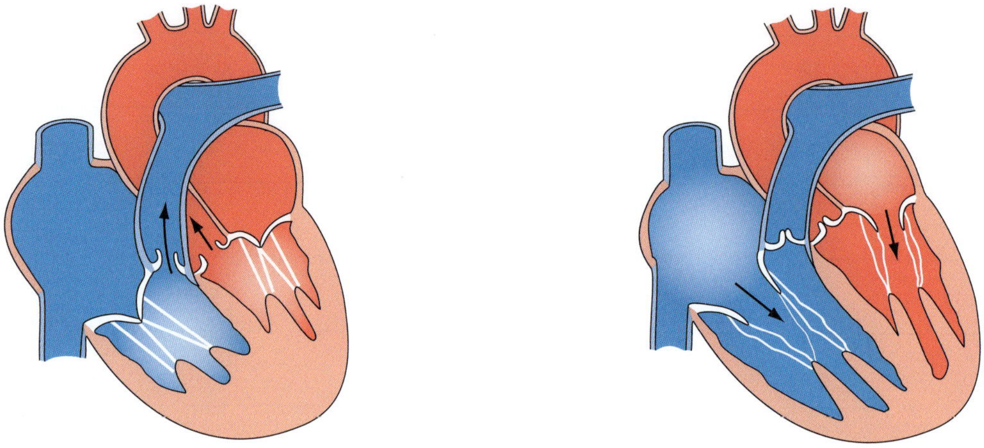

19 Beschreiben Sie den Zustand der Vorhöfe und Kammern sowie der Klappen, indem Sie für die einzelnen Phasen die richtigen Bezeichnungen in die Tabelle eintragen.

	Füllungsphase	Austreibungsphase
Vorhöfe		
Kammern		
Segelklappen		
Taschenklappen		

20 Welche Aussagen zu den Herzkranzgefäßen sind richtig?

☒ ☒ ☒

A) ☐ Der Verschluss einer Koronararterie kann zum Herzinfarkt führen.

B) ☐ Die Herzkranzgefäße entspringen an der oberen Hohlvene.

C) ☐ Eine Operation an den Herzkranzgefäßen ist nicht möglich.

D) ☐ Die Herzkranzgefäße sind Äste der Aorta.

E) ☐ Die Herzkranzgefäße versorgen den Herzmuskel mit Sauerstoff.

21 Was versteht man unter dem Begriff „EKG"?

22 Beschreiben Sie in Stichworten den Aufbau der Gefäßwände.

23 Nennen Sie die Funktion der Kapillaren.

24 Benennen Sie die Unterschiede zwischen Arterien und Venen und tragen Sie diese in die Tabelle ein.

	Arterie	Vene
Fließrichtung des Blutes		
Wandstärke		
Sauerstoffgehalt des Blutes		

25 Durch welche Strukturen wird die Blutbewegung in den Venen unterstützt?

26 Erklären Sie den Begriff „Puls“.

____

27 Die Normalwerte der Herzfrequenz sind altersabhängig. Ordnen Sie dem jeweiligen Lebensalter den normalen Ruhepuls zu.

1. Säugling	**a)** 90 Schläge pro Minute
2. Erwachsener	**b)** 120 Schläge pro Minute
3. Schulkind	**c)** 60–80 Schläge pro Minute

28 An welchen Gefäßen kann der Puls leicht gemessen werden?

____

____

____

____

____

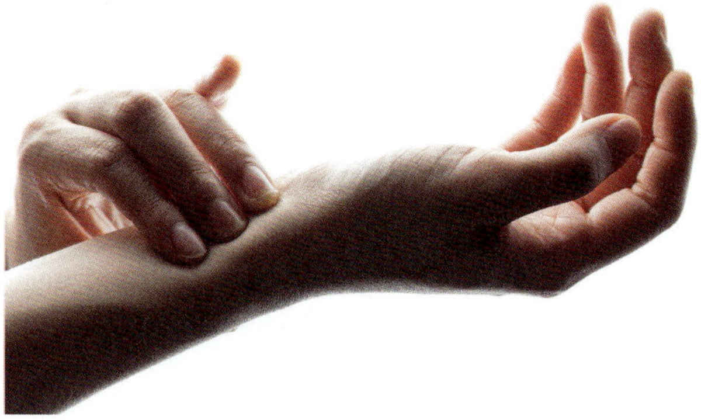

29 Erklären Sie, auf welche Art und Weise der Puls gemessen wird.

____

____

____

30 Welche Aussagen über den Blutdruck sind richtig?

☒ ☒ ☒

A) ☐ Für die Blutdruckmessung benötigt man ein Manometer.

B) ☐ Der bei der Blutdruckmessung erste hörbare Ton gibt den systolischen Blutdruckwert an.

C) ☐ Die Maßeinheit des Blutdrucks ist bar.

D) ☐ Hypertonie ist ein zu niedriger Blutdruck.

E) ☐ Die Abkürzung RR steht für Riva-Rocci.

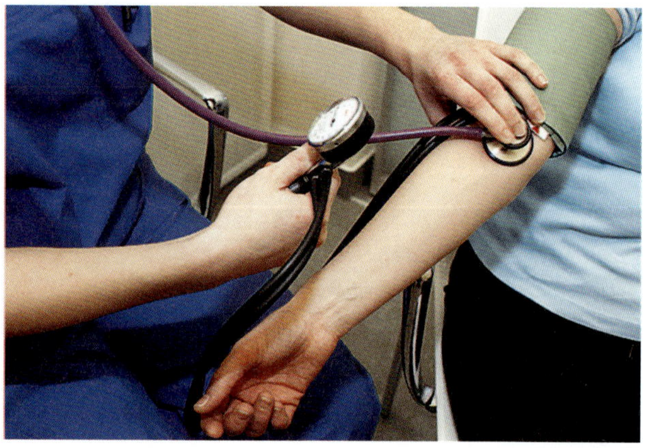

31 Ordnen Sie die Aussagen zum Blutdruck durch Verbindungspfeile richtig zu.

1. Maßeinheit des Blutdrucks

2. optimaler Blutdruck

3. Bluthochdruck

4. Gefahr bei Hypertonie und chirurgischen Eingriffen

5. Hypotonie

a) Hypertonie

b) zu niedriger Blutdruck

c) mmHg

d) 120/80 mmHg

e) vermehrte Blutung

32 Erläutern Sie die Funktionen des Lymphsystems.

____

____

33 Welche Aussagen zum Lymphsystem sind richtig?

☒ ☒

A) ☐ Lymphbahnen stellen ein geschlossenes System dar.

B) ☐ Lymphatisches Gewebe ist überall im Körper zu finden.

C) ☐ Lymphknoten sind Filterstationen.

D) ☐ Lymphknotenschwellungen bleiben zeitlebens erhalten.

E) ☐ Bei einer Tonsillitis können vergrößerte Lymphknoten am Hals getastet werden.

34 Beschriften Sie die Abbildung des Blutkreislaufs. Färben Sie sauerstoffreiches Blut rot, sauerstoffarmes Blut blau.

1 ______________ 7 ______________

2 ______________ 8 ______________

3 ______________ 9 ______________

4 ______________ 10 ______________

5 ______________ 11 ______________

6 ______________ 12 ______________

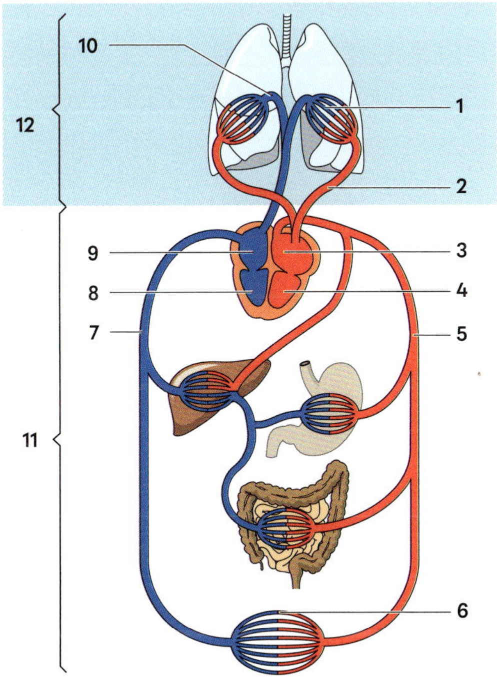

35 Beschreiben Sie den Weg eines Erythrozyten durch Herz und Lunge, beginnend im rechten Vorhof. Nennen Sie auch die Herzklappen, die der Erythrozyt dabei passiert.

rechter Vorhof ______________________ ______________________

______________________ ______________________

______________________ ______________________

______________________ ______________________

______________________ ______________________

______________________ ______________________

______________________ ______________________

______________________ ______________________

36 Welche Aussagen zur Lunge sind richtig?

☒ ☒

A) ☐ Der lateinische Begriff für Lunge ist cor.

B) ☐ Die Lunge ist von der Pleura überzogen.

C) ☐ Der rechte und der linke Lungenflügel bestehen jeweils aus zwei Lappen.

D) ☐ Die Lungenspitzen liegen auf dem Zwerchfell.

E) ☐ Die linksbetonte Lage des Herzens bedingt einen kleineren linken Lungenflügel.

37 Beschreiben Sie, was bei der Brust- und bei der Bauchatmung passiert.

____

____

____

38 Übersetzen Sie die folgenden Begriffe.

Inspiration: ____

Alveole: ____

Epiglottis: ____

Trachea: ____

Pleura: ____

39 Beschriften Sie die Abbildung der Atemwege.

1 ______________________________

2 ______________________________

3 ______________________________

4 ______________________________

5 ______________________________

6 ______________________________

7 ______________________________

8 ______________________________

9 ______________________________

10 ______________________________

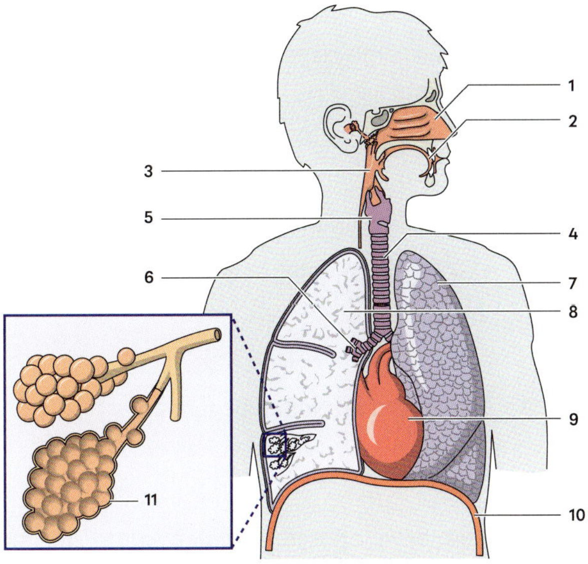

11 ______________________________

40 Erläutern Sie den Gasaustausch in den Lungenbläschen.

____

____

____

41 Nennen Sie die Vitalfunktionen, die im Notfall überprüft werden sollten.

____

42 Welche W-Fragen müssen bei der Notfallmeldung berücksichtigt werden?

____

____

____

____

____

____

43 Zu den Basismaßnahmen der Reanimation gehören das Freimachen der Atemwege, die Beatmung und die Thoraxkompression. Ordnen Sie den Aussagen auf der linken Seite die entsprechenden Basismaßnahmen zu.

1. Der Esmarch-Handgriff ist hierbei hilfreich.

2. Dies erfolgt im Rhythmus 30 zu 2.

3. Der Brustkorb sollte sich dabei anheben.

4. Damit wird im Notfall begonnen.

a) Thoraxkompression

b) Freimachen der Atemwege

c) Beatmung

44 Bei einem bewusstlosen Patienten wurde eine stabile Seitenlage durchgeführt.
Welche Begründungen sind richtig?

☒ ☒

A) ☐ ... weil diese Lagerung am schnellsten geht.

B) ☐ ... damit die Atemwege offen bleiben.

C) ☐ ... damit der Patient bequemer liegt.

D) ☐ ... damit Erbrochenes nicht aspiriert wird.

45 Nennen Sie die Formen der Beatmung.

____

____

46 Nennen Sie die Symptome einer Ohnmacht (Synkope).

____

47 Unter einem Schock versteht man ein akutes Kreislaufversagen. Nennen Sie fünf typische Symptome.

____

____

____

____

____

48 Wie können Notfälle rechtzeitig erkannt werden?

____

____

49 Nennen Sie mögliche Risikofaktoren für einen Herzinfarkt.

____

____

50 Welche Aussagen zum Herzinfarkt treffen zu?

☒ ☒ ☒

A) ☐ Ein Herzinfarkt kann sofort tödlich enden.

B) ☐ Ein Herzinfarkt kann nicht überlebt werden.

C) ☐ Beim Herzinfarkt kommt es zum Verschluss eines oder mehrerer Herzkranzgefäße.

D) ☐ Bei Verdacht auf Herzinfarkt sollte der Patient flach gelagert werden.

E) ☐ Vorstufe des Herzinfarktes ist die Angina pectoris.

51 Welche Erste-Hilfe-Maßnahmen sind bei einem Herzinfarkt zu leisten?

____

____

52 Nennen Sie die Materialien, Instrumente und Geräte, die zur Notfallausstattung in einer Zahnarztpraxis gehören.

____

____

53 Welche Aussagen zum Typ-1-Diabetes treffen zu?

☒ ☒ ☒

A) ☐ Die meisten Patienten leiden an Übergewicht.

B) ☐ Die Insulin produzierenden Zellen sind zerstört.

C) ☐ Der Typ-1-Diabetes betrifft meist jüngere Patienten.

D) ☐ Den Patienten werden Tabletten zur Senkung des Blutzuckers verabreicht.

E) ☐ Die Patienten müssen sich Insulin spritzen.

54 Ergänzen Sie in der Tabelle die jeweilige Erklärung folgender Notfälle.

Apoplex	
Epilepsie	
anaphylaktischer Schock	
hypertensive Krise	
Asthmaanfall	
hypoglykämisches Koma	
Hyperglykämie	
Hyperventilation	
Aspiration	

55 In einem Notfall müssen bestimmte Maßnahmen durchgeführt werden. Ordnen Sie den Maßnahmen in der linken Spalte die passenden Erklärungen in der rechten Spalte zu.

1. Basismaßnahmen der Reanimation	**a)** Beinhochlagerung, damit das Blut zum Gehirn zurückfließen kann, z. B. bei einer Synkope
2. Defibrillation	**b)** Defibrillation, Schrittmacher
3. Autotransfusion	**c)** Atemspende 2-mal, Herzdruckmassage 30-mal
4. Verhinderung eines Vena-cava-Kompressionssyndroms bei Schwangeren	**d)** elektrische Erregung des Herzmuskels durch Stromschläge
5. erweiterte Maßnahmen der Reanimation	**e)** Seitenlagerung

56 Viele Stoffe können Allergien auslösen. Nennen Sie häufige Allergene.

LF 8

Patienten bei parodontologischen Behandlungen begleiten

Mundschleimhaut und Parodontium
BA → S. 306/
JB 2 → S. 246

1 Die Gingiva (Zahnfleisch) ist ein Teil der Mundschleimhaut.
Beschriften Sie die Abbildung mit folgenden Begriffen:

attached Gingiva • Interdentalpapillen • marginale Gingiva • Mukosa • Mukogingivalgrenze

1 ______________________

2 ______________________

3 ______________________

4 ______________________

5 ______________________

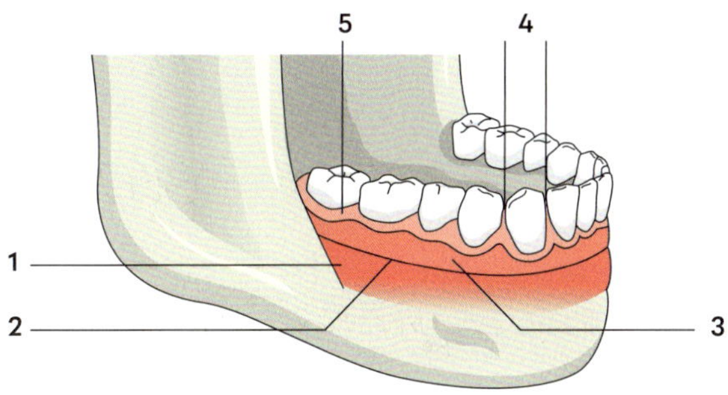

2 Der Zahnhalteapparat (Parodontium) ist eine funktionelle Einheit aus vier Bestandteilen.
Nennen Sie den deutschen und lateinischen Fachbegriff.

deutscher Fachbegriff	lateinischer Fachbegriff

3 Erklären Sie: Wo befindet sich der Sulkus? Was bildet den Boden des Sulkus?

____

____

4 Beschriften Sie die folgende Abbildung mit den Fachbegriffen.

1 ______________ 7 ______________

2 ______________ 8 ______________

3 ______________ 9 ______________

4 ______________ 10 ______________

5 ______________ 11 ______________

6 ______________

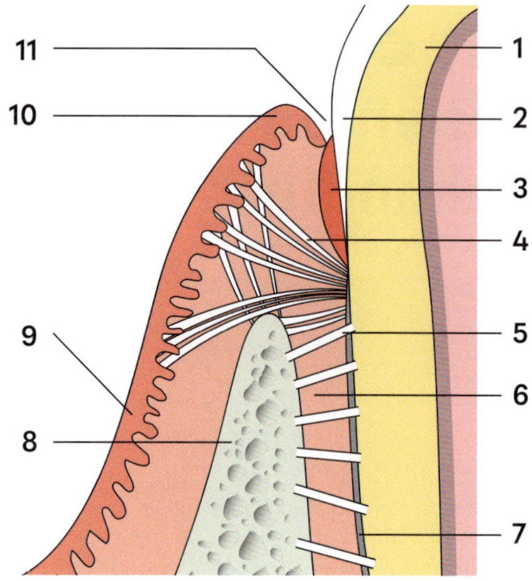

5 Verbinden Sie die Begriffe mit der jeweiligen Definition.

1. Wurzelzement

2. Sulkus

3. Desmodont

4. Attachment

a) Spalt zwischen Wurzel und Alveolarknochen, mit Blut-, Lymphgefäßen, Nervenfasern, Sharpey-Fasern

b) ringförmiges Saumepithel (verbindet die Gingiva mit dem Zahn) und die Sharpey-Fasern im Desmodont

c) oberste Schicht der Wurzel; hier haften die Sharpey-Fasern an, die zum Alveolarknochen ziehen

d) ca. 1 mm tiefe Furche zwischen marginaler Gingiva und Zahnoberfläche

6 a) Finden und markieren Sie die 8 Fachbegriffe zum Aufbau der Mundschleimhaut und des Parodontiums in waagerechter und senkrechter Leserichtung.

P	V	P	R	O	P	R	I	A	Z
H	P	J	K	I	R	D	M	T	P
D	E	S	M	O	D	O	N	T	M
C	U	G	I	N	G	I	V	A	A
S	X	F	B	S	B	P	O	C	R
U	A	L	V	E	O	L	E	H	G
L	M	U	K	O	S	A	U	M	I
K	N	T	O	E	S	H	N	E	N
U	H	A	B	I	L	F	E	N	A
S	G	O	M	A	S	R	H	T	L

b) Schreiben Sie die Begriffe auf und erklären Sie diese der Nachbarin / dem Nachbarn.

7 Bakterielle Beläge sind die Hauptursache für die Entstehung von entzündlichen Parodontalerkrankungen. Welche Aussagen sind richtig?

☒ ☒ ☒

A) ☐ Plaque ist ein weicher, aber fest haftender Belag, der durch gründliches Spülen zu entfernen ist.

B) ☐ Plaque besteht aus einer klebrigen Grundsubstanz, in der viele verschiedene Bakterienarten geschützt leben.

C) ☐ CHX-Lösungen können die Plaque nicht zerstören, nur mechanisches Bearbeiten (Zähneputzen) ist wirksam.

D) ☐ Wenn supragingivale Plaque durch Mineralsalze verkalkt, dann spricht man von Konkrementen.

E) ☐ Plaque bezeichnet man auch als oralen Biofilm.

F) ☐ Wenn subgingivale Plaque durch Mineralsalze verkalkt, dann spricht man von Zahnstein.

8 Eine gesunde Gingiva kann man gut von einer kranken unterscheiden. Was trifft zu? Kreuzen Sie das Richtige an.

	gesunde Gingiva	**kranke Gingiva**
vermehrte Sulkusflüssigkeit		
Interdentalpapillen sind nicht mehr vollständig erhalten		
keine Blutung		
gerötet, geschwollen, glänzend		
girlandenförmiger Verlauf der marginalen Gingiva		

9 Verlauf einer Gingivitis: Ergänzen Sie die Sätze. Benutzen Sie dabei die folgenden Begriffe:

Knochentaschen • Abwehrstoffe • blutet • Parodontitis • Plaque • Saumepithel • Zahnfleischtasche • Sharpey-Fasern • Gingivitis • Immunsystem

Verbleibt ________________ mehrere Tage auf den Zähnen, so entsteht eine ________________. Das ________________ reagiert mit vermehrter Durchblutung, um die lokale Abwehr der Bakterien zu stärken. Daher ____________ es beim Sondieren oder auch beim Zähneputzen. Im weiteren Verlauf produziert das Immunsystem ______________________, die die Fasern der Gingiva und das ____________________ angreifen. Es entsteht eine ______________________, in der sich noch mehr Beläge ansammeln. Dieser bakterielle Biofilm im Inneren der Tasche führt dazu, dass die ________________ zerstört werden. Letztendlich wird der Alveolarknochen angegriffen, es entstehen ______________________. So kann aus einer Gingivitis eine marginale ______________________ entstehen.

10 Beschreiben Sie den Verlauf einer chronischen Parodontitis anhand der untenstehenden Abbildungen.

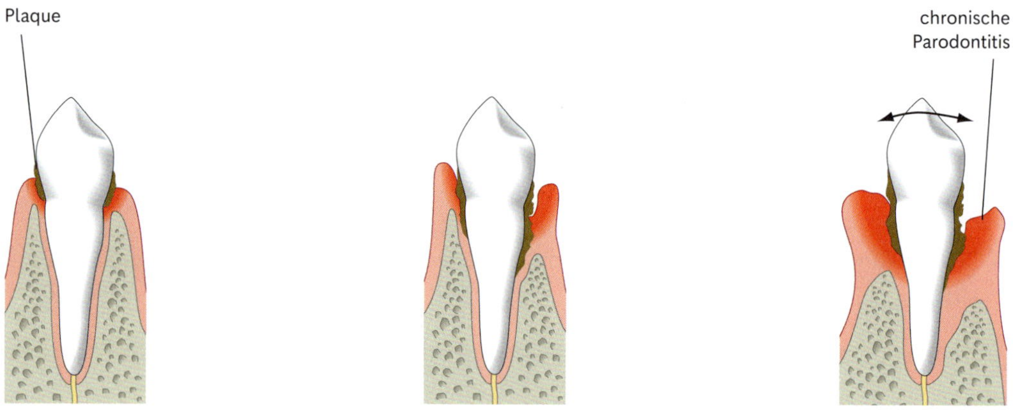

11 Ergänzen Sie die fehlenden Begriffe in den folgenden Schemata.

1 ______________________

2 ______________________

3 ______________________

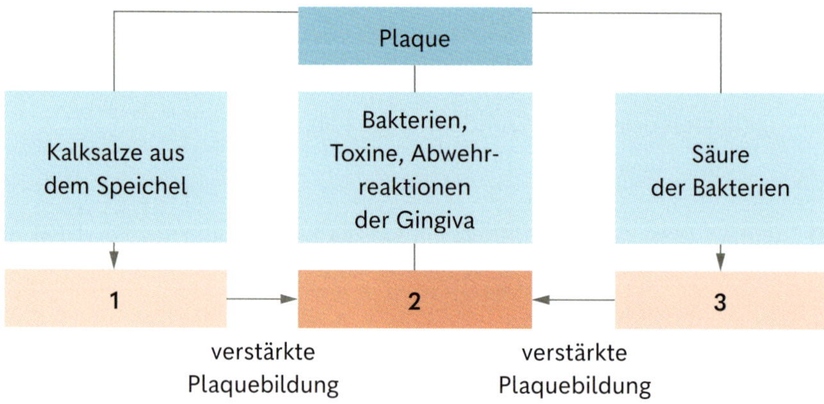

1 ______________________

2 ______________________

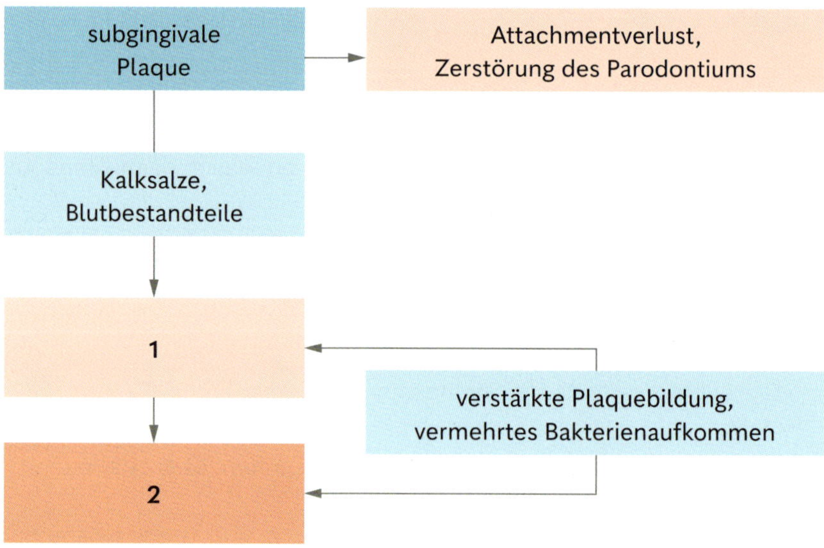

12 Ihr Ausbilder erklärt einem Patienten den Unterschied zwischen einer Gingivitis und einer Parodontitis.

a) Schreiben Sie die typischen Symptome einer Gingivitis in die leeren Felder.

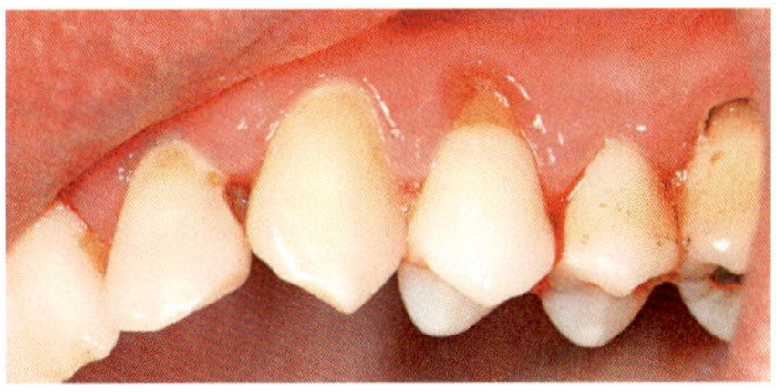

b) Schreiben Sie die typischen Symptome einer Parodontitis in die leeren Felder.

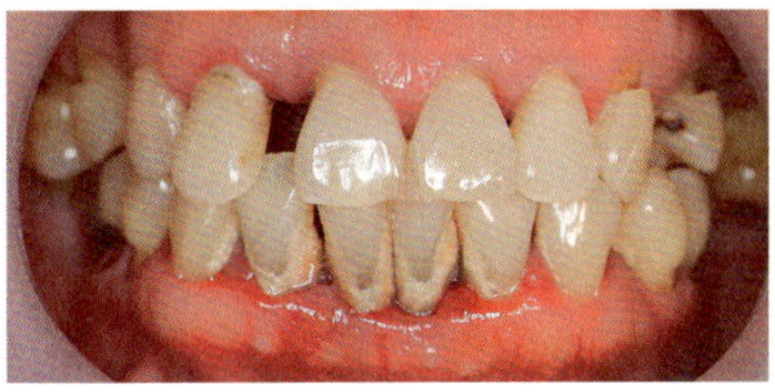

13 Manche Patienten bekommen sehr schnell eine entzündliche PA-Erkrankung, andere nicht. Denn viele Faktoren spielen dabei eine Rolle. Fügen Sie zu untenstehendem Schema acht Beispiele hinzu.

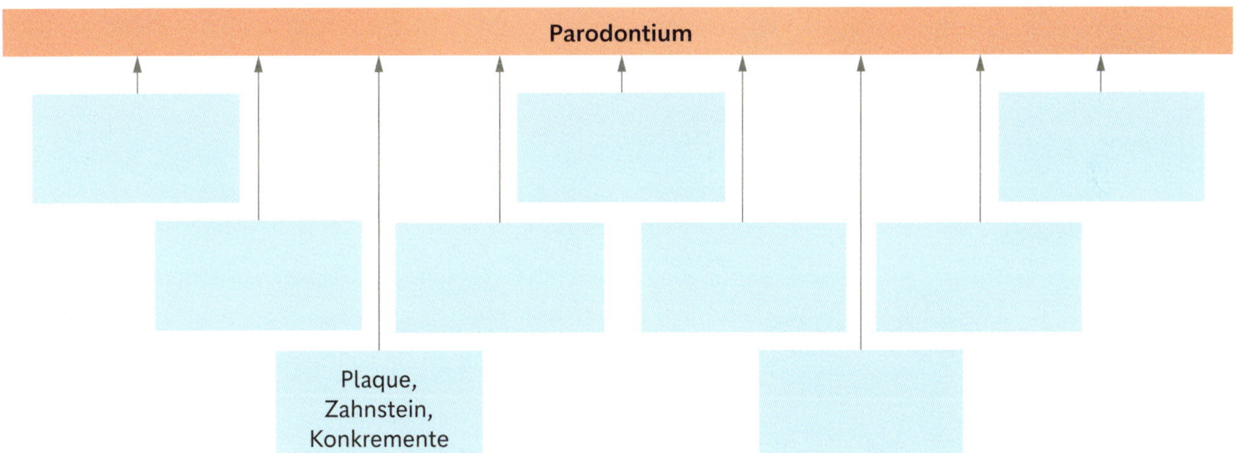

14 Sie betrachten Fotos von nichtentzündlichen Parodontalerkrankungen und überlegen, welche Symptome zu sehen sind. Ordnen Sie der jeweiligen Erkrankung die richtige Beschreibung zu.

1. Rezession	a) Wucherung der Gingiva, Entstehung von Pseudotaschen
2. Gingivahyperplasie	b) knotenförmige, gutartige Wucherung des parodontalen Gewebes eines Zahnes, Verlust des Halts im Zahnhalteapparat
3. Alveolaratrophie	c) Rückgang der Gingiva, Zahnhals und später die Wurzeloberfläche liegen frei, ohne Entzündung
4. Epulis	d) Abbau des Alveolarknochens trotz vorhandener Zähne, erhöhte Zahnbeweglichkeit – Parodontose, ohne Entzündung

15 Beschriften Sie die folgenden Abbildungen von nichtentzündlichen PA-Erkrankungen.

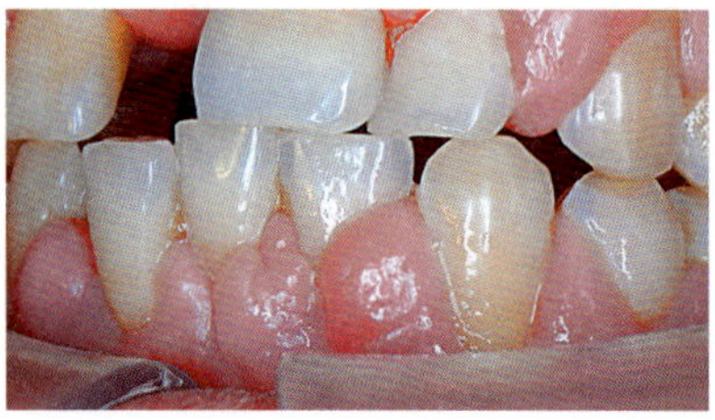

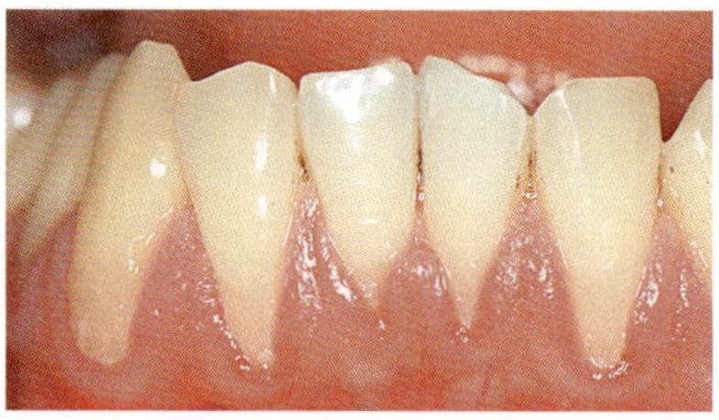

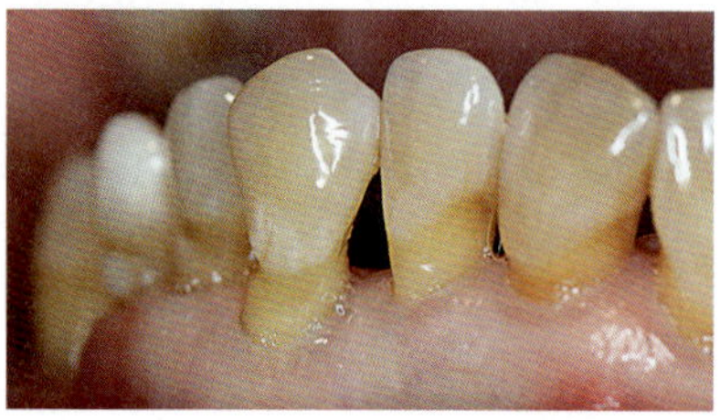

16 Finden Sie zu den Erklärungen den entsprechenden Fachbegriff.

Erklärung	Fachbegriff
mit Sauerstoff lebend	
Schwund des Alveolarknochens	
Veranlagung, Bereitschaft	
Herauswachsen der Zähne aus der Alveole	
Zahnfleischentzündung	
Wucherung des Gewebes	
nicht umkehrbar	
fest haftende Ablagerung von Mineralsalzen, Blutbestandteilen, Bakterien auf der Wurzeloberfläche	
den Rand betreffend	
Entzündung des Zahnhalteapparates	
Gesamtbezeichnung aller Parodontalerkrankungen	
entzündungsfreier Rückgang des Alveolarknochens	
krank machend	
um ein Implantat herum	

Erklärung	Fachbegriff
weicher, weißlich-gelber, fest haftender Belag aus Speichelbestandteilen, Nahrungsresten, Bakterien	
Stelle, die eine Plaqueansammlung fördert, die schlecht gereinigt werden kann; Schmutznische	
Rückgang, Schwund des Zahnfleisches	
unter dem Zahnfleisch	
über dem Zahnfleisch	
Gift	
Plaque, die durch Mineralien aus dem Speichel verkalkt	

17 Welche Behandlungsziele möchte man mit einer PA-Behandlung erreichen? Nennen Sie fünf Ziele.

____

____

____

____

____

____

18 Der Parodontale Screening-Index PSI ist eine Vorsorgeuntersuchung. Er dient dazu, parodontale Erkrankungen frühzeitig zu erkennen. Welche Aussagen zum PSI sind richtig?

☒ ☒

A) ☐ Das Gebiss wird in Sextanten eingeteilt.

B) ☐ Mit einer WHO-Sonde wird jeder Zahn eines Sextanten an vier Stellen sondiert.

C) ☐ Alle Werte, die höher als Code 1 sind, werden in ein Befundschema eingetragen.

D) ☐ Furkationsbefall, Rezessionen, Zahnbeweglichkeit, Blutung, Beläge, Sondierungstiefen werden nicht berücksichtigt.

E) ☐ Nur der höchste Wert (Code 0–4) eines Sextanten wird in ein Befundschema eingetragen.

F) ☐ Die WHO-Sonde ist spitz zulaufend.

Parodontalerkrankungen
BA → S. 319/
JB 2 → S. 249

19 Beim PSI-Befund sind fünf verschiedene Codewerte möglich. Ordnen Sie jeder Befundbeschreibung die Bewertungsgrade zu, indem Sie den Codewert 0–4 und die mögliche Diagnose in die Tabelle eintragen.

Befund	Codewert, Diagnose
a) leichte Blutung auf Sondierung, Plaque vorhanden, keine Tasche	
b) starke Blutung auf Sondierung, viele supra- und subgingivale Beläge, das schwarze Band der WHO-Sonde bleibt teilweise sichtbar.	
c) keine Blutung, keine Beläge, keine Taschenbildung	
d) starke Blutung auf Sondierung, viele supra- und subgingivale Beläge, das schwarze Band der Sonde verschwindet vollständig	
e) Blutung auf Sondierung, supra- und subgingivale Beläge, keine Tasche	

20 Die folgende Abbildung stellt eine WHO-Sonde dar, die man beim Erstellen eines PSI benötigt. Tragen Sie die mm-Angaben an den entsprechenden Stellen ein.

1 ______________________

2 ______________________

3 ______________________

4 ______________________

5 ______________________

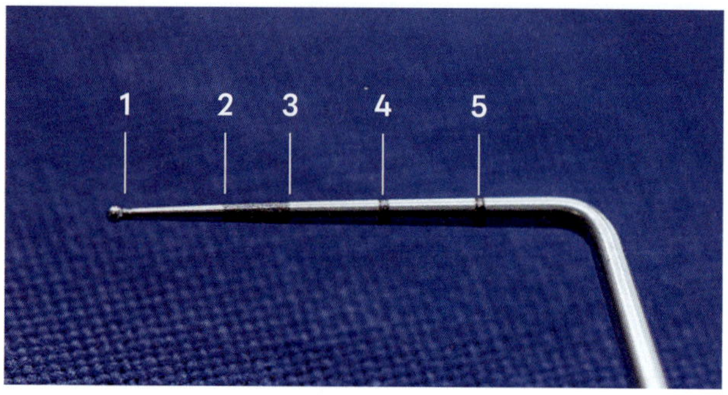

21 Ab welchem PSI-Codewert muss eine systematische PA-Behandlung erfolgen?

____

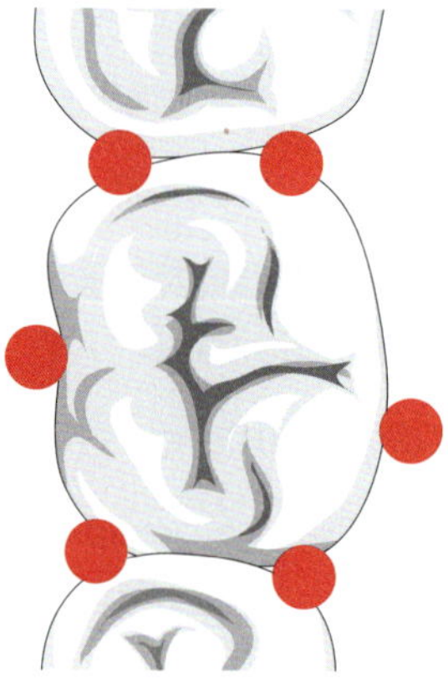

22 Parodontalerkrankungen werden systematisch einer Behandlungsstrecke entsprechend behandelt. Beschriften Sie das folgende Schema mit diesen 10 Punkten:

unterstützende Parodontaltherapie = Nachsorge • antiinfektiöse Therapie • PSI-Code erheben • Befundevaluation • unterstützende Antibiotika-Therapie • Anamnese • Befund • Diagnose eintragen • BEV • chirurgische Therapie • Aufklärungs- und Therapiegespräch • Mundhygieneunterweisung

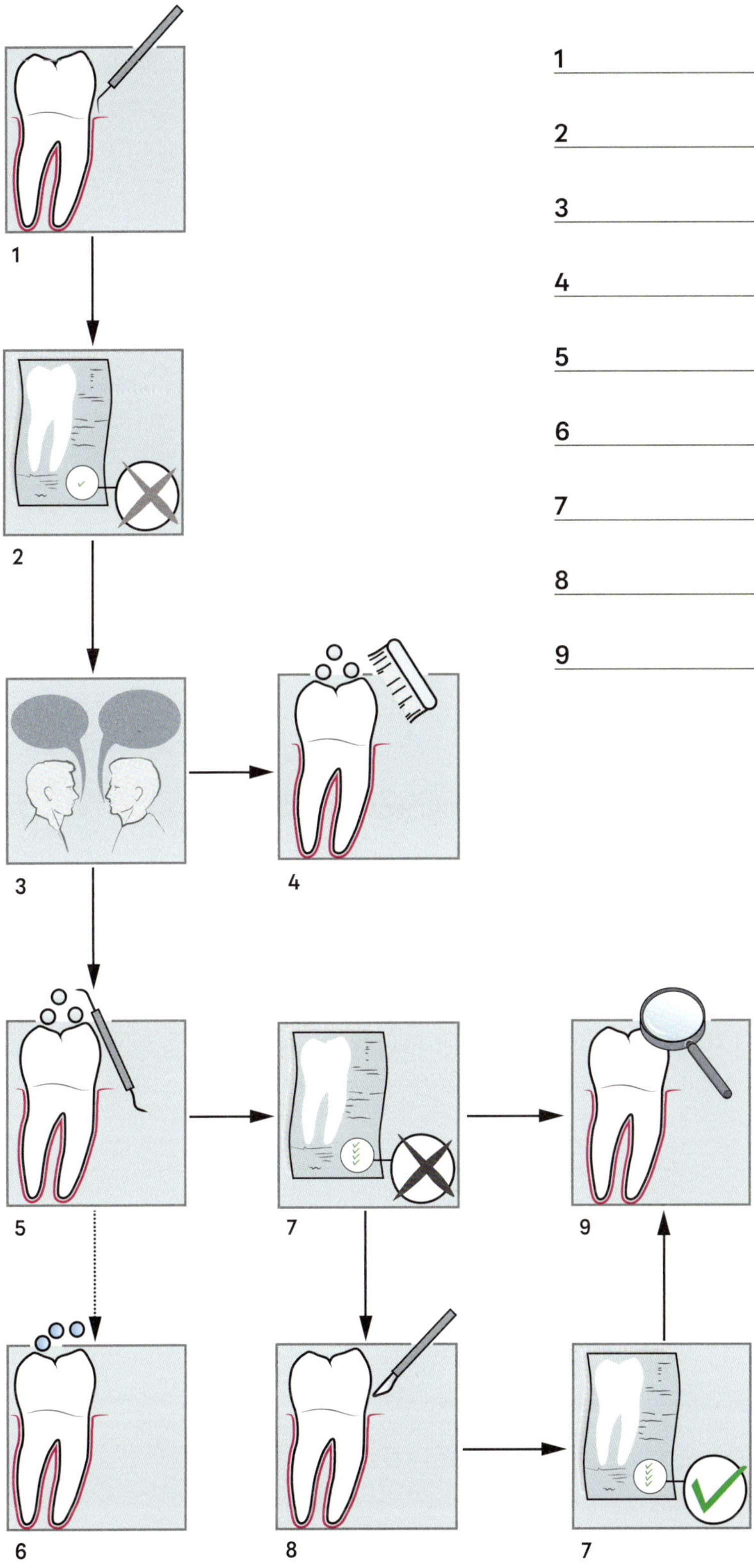

1 ______________________

2 ______________________

3 ______________________

4 ______________________

5 ______________________

6 ______________________

7 ______________________

8 ______________________

9 ______________________

23 Welche der folgenden Punkte werden auf dem Parodontalstatus Blatt 1, welche auf dem Blatt 2 eingetragen? Tragen Sie eine 1 für Blatt 1 oder eine 2 für Blatt 2 ein.

Grading = Geschwindigkeit, mit der die Erkrankung fortschreitet	1
spezielle Vorgeschichte	
fehlende oder nicht erhaltungswürdige Zähne	
geplante Leistungen (z. B. AIT, UPT)	
allgemeine und parodontitisspezifische Anamnese	
Ausmaß/Verteilung des höchsten Stadiums	
Grad der Zahnlockerung	
Sondierungsblutung	
Sondierungstiefen	
Diagnose	
Furkationsbefall	
Ist der Patient Raucher oder Diabetiker?	
Staging = Stadium/Schweregrad	

24 Was gehört zusammen? Kreuzen Sie an.

	Staging	Grading
a) Wie viele Zähne sind betroffen und welche Zahngruppen?		
b) wird in 3 Grade eingeteilt		
c) wird in 4 Stadien eingeteilt		
d) gibt die Geschwindigkeit wieder, mit der die Erkrankung fortschreitet		
e) Ist der Patient Raucher? Wie viele Zigaretten pro Tag?		
f) Die Einstufung geht nicht zurück, da der Attachmentverlust nur gestoppt werden kann.		
g) gibt den Schweregrad der Erkrankung wieder		
h) Ist der Patient ein Diabetiker? Welchen HbA_{1c}-Wert hat er?		
i) Knochenabbauindex: Ermittlung des Knochenabbaus in Prozent, geteilt durch das Alter des Patienten		
j) Für die Einstufung wichtig sind Attachmentverlust, Knochenabbau in Prozent, Zahnverlust aufgrund von Parodontitis.		

25 Das parodontologische Aufklärungs- und Therapiegespräch ATG wird auch als „sprechende Zahnmedizin" bezeichnet. Nennen Sie fünf Themen, die mit dem Patienten besprochen werden sollten.

1 ______________________________

2 ______________________________

3 ______________________________

4 ______________________________

____

5 ______________________________

26 Die zwei folgenden Abbildungen stellen die AIT dar.

a) Nennen Sie den deutschen Begriff für diese Art der Therapie.

____

b) Was wird auf der Abb. A und was auf der Abb. B dargestellt?

A) ______________________________

B) ______________________________

____

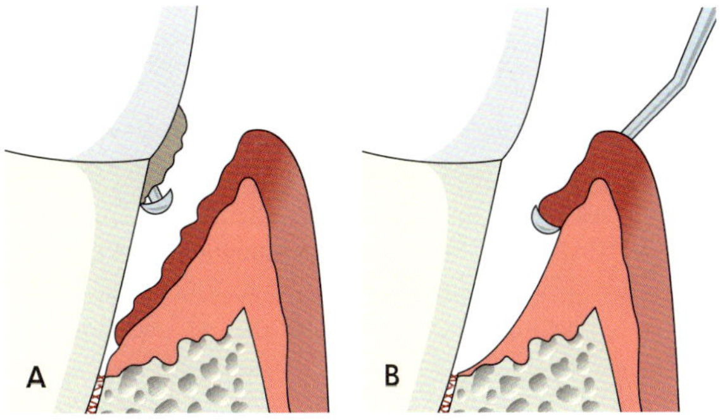

27 Die folgende Abbildung stellt die CPT dar.

a) Nennen Sie den deutschen Begriff für diese Art der Therapie.

____

____

b) Erläutern Sie den Behandlungsablauf.

____

____

____

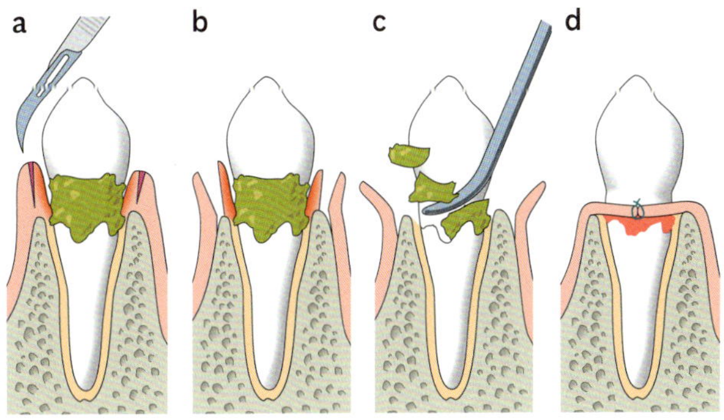

28 Vervollständigen Sie den untenstehenden Behandlungsablauf einer chirurgischen Parodontaltherapie mit den folgenden Begriffen:

Wurzeloberfläche • Alveolarknochens • Scaling • entzündetem • Wurzelzement • Mukoperiostlappen • Wurzeloberfläche

1. Bildung eines Mukoperiostlappens

2. Deep ______________ : Entfernung aller Beläge auf der ______________________

3. Root Planing: Entfernen von infiziertem ________________ , Glätten der ______________________

4. Weichgewebskürettage: Entfernung von ________________ Taschengewebe

5. Begradigung des ______________________

6. Naht: ________________________________

29 a) Wofür steht die Abkürzung UPT und wozu dient sie?

____

____

b) Was beinhaltet die UPT? Streichen Sie die falschen Aussagen durch.

Entfernen aller supragingivalen und gingivalen Beläge	parodontologisches Aufklärungsgespräch	
Deckung von Rezessionen	Befunderhebung	Mundhygieneunterweisung
Mundhygienekontrolle	subgingivale Belagsentfernung	PSI-Code erheben

c) Wovon hängt die Häufigkeit der UPT ab?

____

30 Im Rahmen der parodontalchirurgischen Therapie sind verschiedene chirurgische Eingriffe möglich. Verbinden Sie die Behandlungsmaßnahmen mit den entsprechenden Beschreibungen.

1. regenerative Parodontitistherapie	**a)** Tunnelierung oder Prämolarisierung zur besseren Reinigung einer freiliegenden Furkation
2. Furkationsbehandlung	**b)** Deckung von Rezessionen, Lösen von Bändern und Fasern
3. Gingivektomie	**c)** Herstellen der natürlichen, girlandenförmigen Form der Gingiva
4. Gingivoplastik	**d)** Regeneration des zerstörten Zahnhalteapparates mithilfe von Knochenersatzmaterial und Membranen
5. Mukogingivalchirurgie	**e)** Abtragen von Zahnfleisch

31 Ihre Kollegin ist Zahnmedizinische Prophylaxeassistentin. Sie erklärt Ihnen, was man beim Einsatz von Ultraschallgeräten zur Belagsentfernung beachten muss. Nennen Sie sechs Punkte und begründen Sie diese.

____

____

____

____

____

____

____

32 Beschriften Sie die folgenden Instrumente aus der Parodontologie.

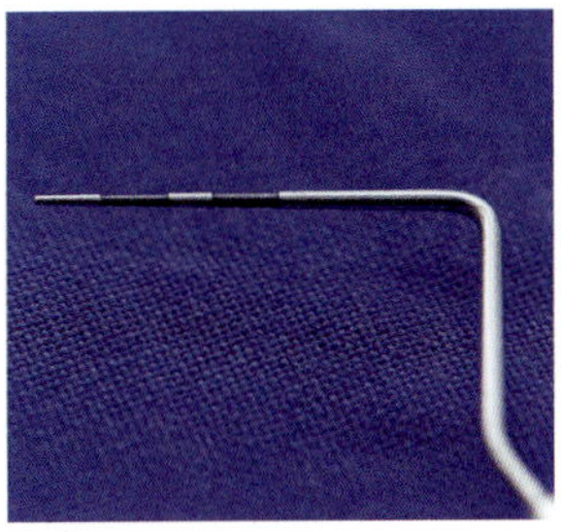

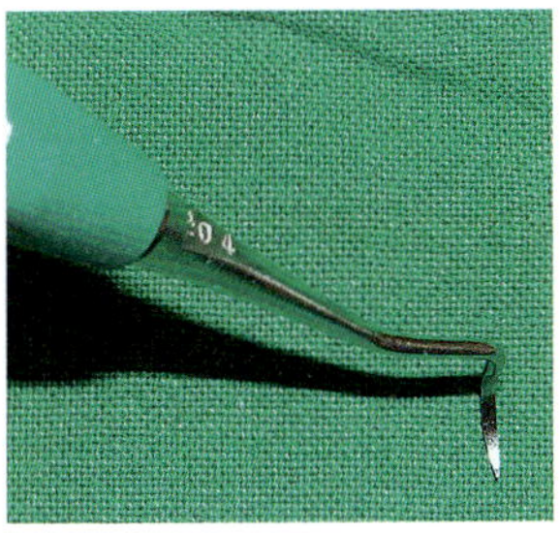

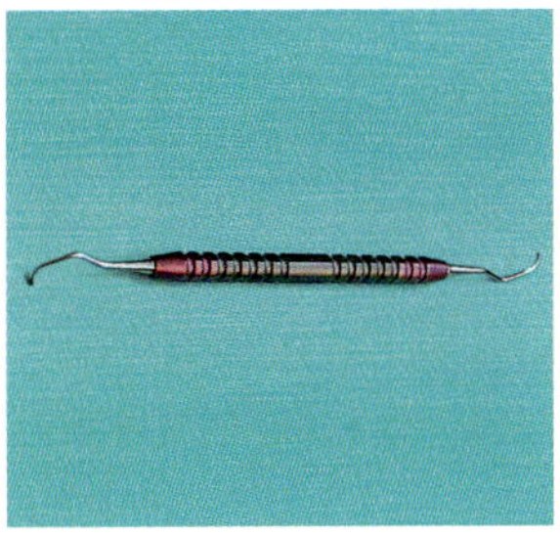

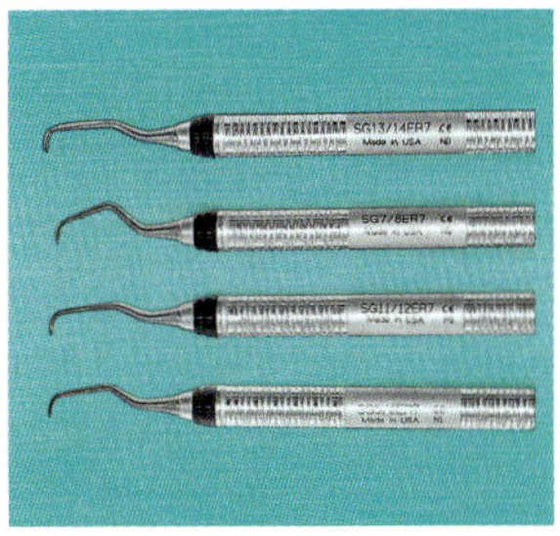

33 Verbinden Sie, was zusammenpasst.

1. Kürette
2. Scaler

- Das Arbeitsende ist spitz, sichelförmig.
- Der Querschnitt des Arbeitsendes ist dreieckig.
- beidseitig geschliffen

- ein abgerundetes Arbeitsende
- Der Querschnitt des Arbeitsendes ist halbrund.
- beidseitig oder nur einseitig geschliffen

34 Kreuzen Sie die Tätigkeiten an, die ein Zahnarzt an seinen ZFA delegieren könnte, und die Tätigkeiten, die er auf keinen Fall delegieren darf.

Tätigkeiten	Delegation möglich	Delegation nicht möglich
den Patienten untersuchen		
Demonstration und praktische Übungen zur Mundhygiene		
Einfärben der Zähne		
den Patienten über Therapiemöglichkeiten aufklären		
Röntgenaufnahmen herstellen		
Anästhesien legen		
Erstellen von Plaqueindizes und von Blutungsindizes		
Erklärung der Ursache von Karies und Parodontopathien		
chirurgische Parodontaltherapie durchführen		
Diagnosen erstellen		

35 Verbinden Sie mit Pfeilen die Mundhöhlenerkrankungen (links) mit den entsprechenden Beschreibungen (rechts).

1. Stomatitis	**a)** virusbedingte Bläschenbildung im Mund oder an den Lippen
2. Herpes simplex	**b)** weißer, nicht abwischbarer Fleck auf der Schleimhaut; evtl. Präkanzerose (Krebsvorstufe)
3. Soor	**c)** Druckstelle
4. Leukoplakie	**d)** bakteriell bedingte Entzündung der Mundschleimhaut
5. Aphthen	**e)** schmerzhafte Einrisse in den Mundwinkeln
6. Rhagaden	**f)** Pilzinfektion = Mykose der Schleimhaut; weiße, abwischbare Beläge
7. Dekubitus	**g)** Bläschen, umgeben von einem geröteten Hof; nach dem Aufplatzen schmerzhafte, offene Stelle

Tumoren in der Mundhöhle
BA → S. 344/
JB 2 → S. 284

36 a) Suchen und markieren Sie im folgenden Rätsel 10 Fachbegriffe rund um das Thema „Tumoren in der Mundhöhle" in waagerechter und senkrechter Leserichtung.

M	U	T	A	T	I	O	N	M	P	P	P	C
B	U	L	K	U	S	U	K	A	R	J	W	W
E	H	L	Y	E	F	I	B	R	O	M	W	M
P	V	W	J	P	G	H	P	O	B	H	R	A
U	U	J	J	C	E	P	A	X	E	Y	H	L
L	O	C	R	S	S	W	A	P	E	A	C	I
I	D	Y	E	E	C	P	U	E	X	J	P	G
S	F	G	H	T	H	F	B	V	Z	W	D	N
D	W	Y	Q	T	W	B	E	N	I	G	N	E
H	J	U	N	T	U	M	O	R	S	S	K	Y
P	U	V	J	E	L	R	V	C	I	A	J	U
D	Y	J	A	L	S	S	G	V	O	I	U	J
M	E	T	A	S	T	A	S	E	N	J	E	K

b) Schreiben Sie die gefundenen Begriffe auf und erklären Sie diese der Nachbarin / dem Nachbarn.

LF 10

Patienten bei prophylaktischen und kieferorthopädischen Behandlungen begleiten

1 Was bedeutet das Wort Prophylaxe? Ergänzen Sie den Lückentext.

Prophylaxe ist ein Sammelbegriff für alle ______________ Maßnahmen, um ______________ zu vermeiden.

Man kann auch den Begriff ____________ verwenden. In der Zahnmedizin werden 3 Bereiche unterschieden:

________________ prophylaxe, ____________________ prophylaxe, ___________________ Prophylaxe

2 Es gibt vier Bausteine, um Karies- und Parodontalerkrankungen zu vermeiden.

a) Benennen Sie die vier Bausteine:

____

____

____

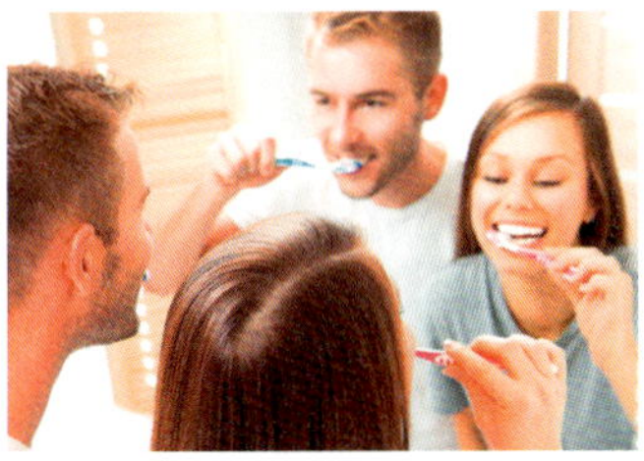

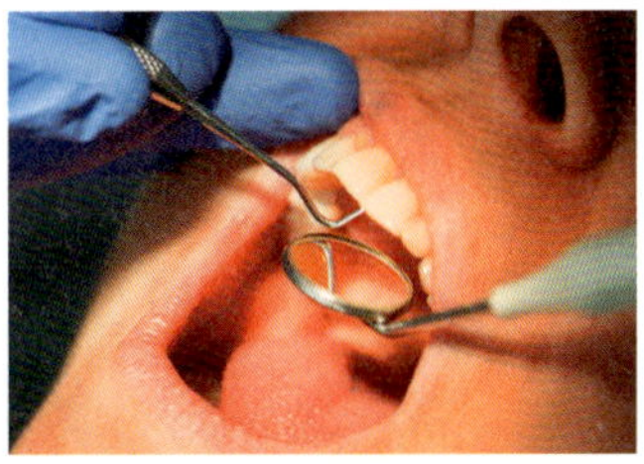

____

____

____

____

____

____

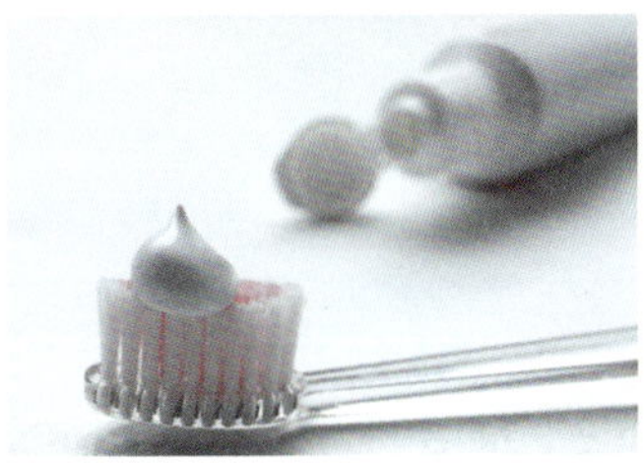

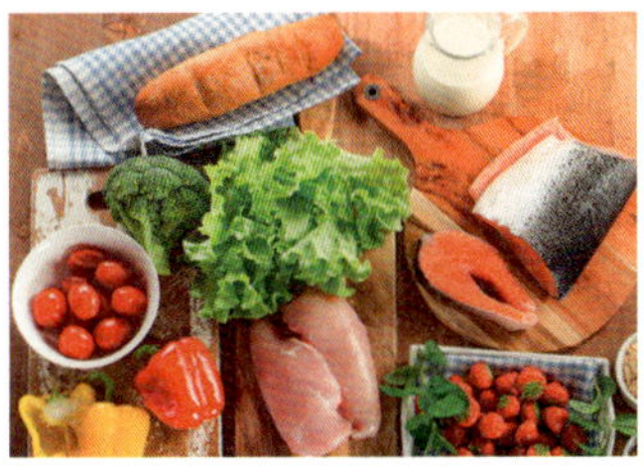

____

____

____

b) Ordnen Sie die folgenden Maßnahmen dem jeweiligen Baustein zu:

Maßnahme		**Baustein**
Sie verwenden fluoridiertes Speisesalz zum Kochen.	**1**	gute Mundhygiene
Sie benutzen Zahnseide, um Ihre Interdentalräume gut zu reinigen.	**2**	regelmäßige Untersuchungen und Zahnreinigung
Zwischendurch trinken Sie keine Cola oder Sportdrinks, sondern Wasser.	**3**	Fluoridierung
Sie gehen einmal im Jahr zur Vorsorgeuntersuchung.	**4**	zahngesunde Ernährung

Patienten bei prophylaktischen Behandlungen begleiten

Mundhygiene
BA → S. 351/
JB 3 → S. 17

3 Weiche Beläge sind die Hauptverursacher von Karies? Was gehört zusammen? Verbinden Sie mit Pfeilen.

1. food debris	**a)** Essensreste, die ein paar Stunden alt sind und eine weißliche Masse bilden; sie enthält Bakterien, abgestorbene Zellen, kann mit einem Wasserstrahl entfernt werden.
2. materia alba	**b)** Beläge, ein bis zwei Tage alt; sie bestehen aus einer klebrigen Grundsubstanz, in der Bakterienkolonien geschützt leben, sich gegenseitig stabilisieren und einen Nahrungsvorrat haben; dieser Biofilm kann nur durch Zähneputzen entfernt werden.
3. Plaque	**c)** Essensreste, kurz nach dem Essen

4 Die Prophylaxefachkraft benutzt immer wieder den Begriff „Prädilektionsstellen". Streichen Sie die Aussagen durch, die nicht auf diesen Begriff zutreffen.

Stellen am Zahn, die besonders einfach zu putzen sind	Stellen, an denen man besonders sorgfältig putzen muss
Fissuren und Grübchen	Die Glattflächen der Frontzähne
Approximalflächen, Zahnhals	Stellen, an denen sich Plaque bevorzugt festsetzt

5 Bei einem gesunden Gebiss braucht man für eine gute Mundhygiene drei Hilfsmittel. Nennen Sie diese.

____

____

____

6 Was sind die Merkmale einer guten Handzahnbürste? Fügen Sie die untenstehenden Silben zusammen und schreiben Sie sie darunter.

harte | ebenes | Borsten | tufted | kur | Bürsten | multi | borsten | feld | kopf | Kunststoff | zer | mittel

______________________ ______________________

______________________ ______________________

7 Welche Aussagen zur Mundhygiene sind richtig? Kreuzen Sie an.

☒ ☒

A) ☐ Die Zähne sollten morgens vor dem Frühstück geputzt werden.

B) ☐ Nach dem Putzen sollte die Zahnbürste mit dem Kopf nach unten ins Glas gestellt werden.

C) ☐ Sobald sich die Borsten verbiegen, sollte die Zahnbürste ausgetauscht werden.

D) ☐ Abends sollte besonders gründlich geputzt werden, danach sollte außer Wasser nichts mehr getrunken oder gegessen werden.

E) ☐ Elektrische Zahnbürsten reinigen nicht so gut wie Handzahnbürsten.

8 Welche Bestandteile kann eine Zahnpasta enthalten? Kreuzen Sie an.

	Bestandteil	Ja	Nein
a)	Wasser		
b)	Milch		
c)	Putzkörper		
d)	Salz		
e)	Fluoride		
f)	Chlorhexidin		
g)	Tenside		

	Bestandteil	Ja	Nein
h)	Süßstoffe		
i)	Farbstoffe		
j)	Geschmacksstoffe		
k)	Zucker		
l)	Konservierungsstoffe		
m)	Zitrone		

9 Verbinden Sie mit Pfeilen die Begriffe mit den jeweiligen Bedeutungen.

1. Abrasion
2. Attrition
3. RDA-Wert
4. Erosion

a) gibt die Abrasivität einer Zahnpasta wieder; je höher der Wert, desto mehr Zahnsubstanz wird von den Putzkörpern abgetragen

b) mechanische Abnutzung der Zahnhartsubstanz durch Fremdstoffe, z. B. Zahnpasta

c) Defekte an der Zahnhartsubstanz, welche durch die Einwirkung von säurehaltigen Lebensmitteln verursacht werden

d) mechanische Abnutzung der Zahnhartsubstanz durch direkten Zahnkontakt, z. B. Knirschen

Zahnputztechniken
BA → S. 356/
JB 3 → S. 22

10 Die folgenden drei Abbildungen zeigen eine Putztechnik. Benennen Sie diese und beschriften Sie die einzelnen Phasen.

____

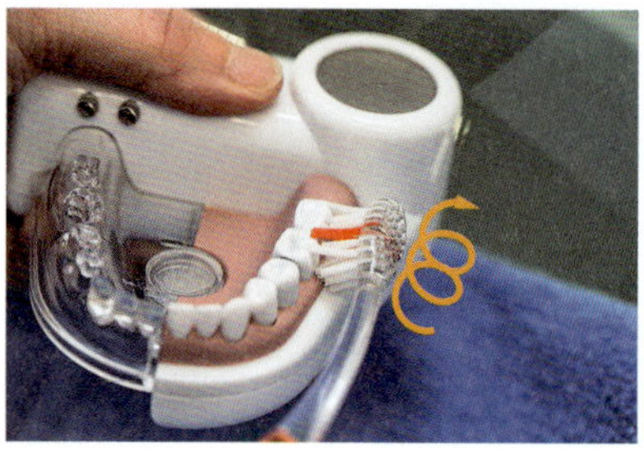

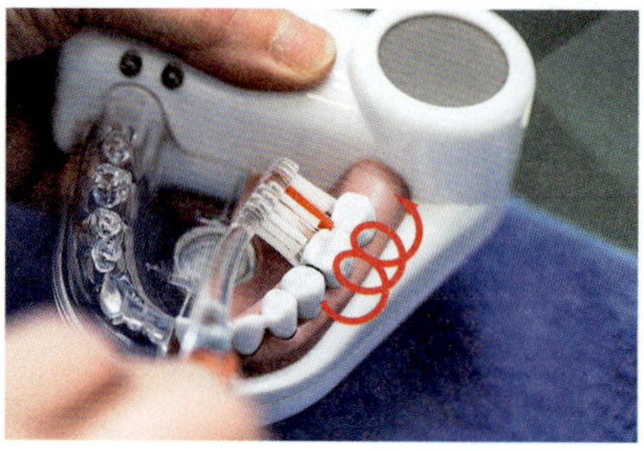

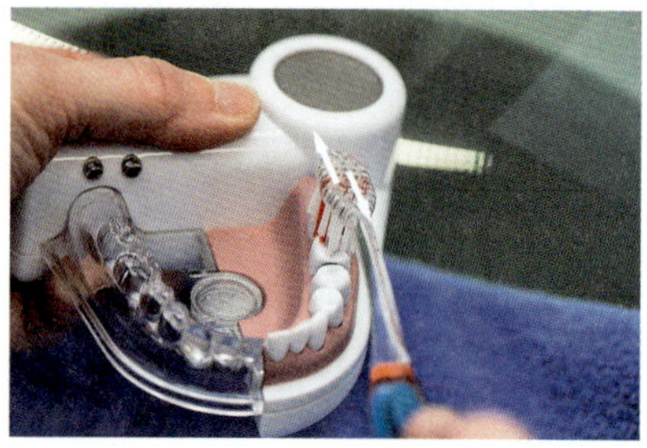

______________ ______________ ______________

______________ ______________ ______________

11 Die folgende Abbildung zeigt eine andere Putztechnik. Benennen Sie diese und beschreiben Sie die Vorgehensweise.

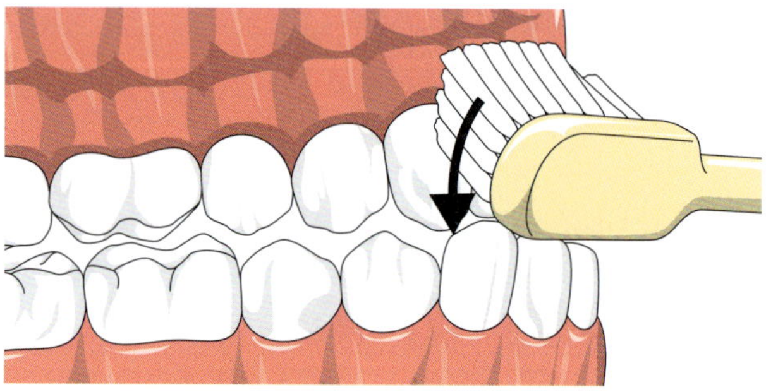

____

1 ______________________________

____

____

____

2 ______________________________

____

12 Im Folgenden ist die Vorgehensweise bei der Bass-Putztechnik beschrieben. Bringen Sie die einzelnen Schritte in die richtige Reihenfolge, indem Sie die Ziffern 1 bis 4 eintragen.

A) Mit einer Auswischbewegung zur Zahnkrone hin wird Plaque entfernt. ☐

B) Die Zahnbürste wird in einem 45°-Winkel am Zahnfleischrand angelegt. ☐

C) Die Kauflächen dürfen zum Schluss geschrubbt werden. ☐

D) Es werden kleine rüttelnde Bewegungen ausgeführt. Dabei dringen die Borsten in die Approximalräume und den Sulkus ein. ☐

13 Jede der unten genannten Putztechniken hat ihre Nachteile. Welche Aussagen treffen auf die jeweilige Putztechnik zu?

	Schrubber-technik	Rotations-methode nach Fones	von Rot nach Weiß	modifizierte Bass-Technik
a) Bei zu starkem Druck auf das Zahnfleisch kann es zu Verletzungen kommen.				
b) Die Zahnsubstanz, vor allem im Bereich des Zahnhalses, wird geschädigt. Es entstehen keilförmige Defekte, sogenannte Abrasionen.				
c) Die Innenflächen der Zähne werden nicht optimal gereinigt.				
d) Der Sulkusrand wird nicht optimal gereinigt.				

Reinigung der Interdentalräume
BA → S. 358/
JB 3 → S. 24

14 Die untenstehende Abbildung zeigt den richtigen Gebrauch der Zahnseide. Erklären Sie patientengerecht die Reinigung mit Zahnseide.

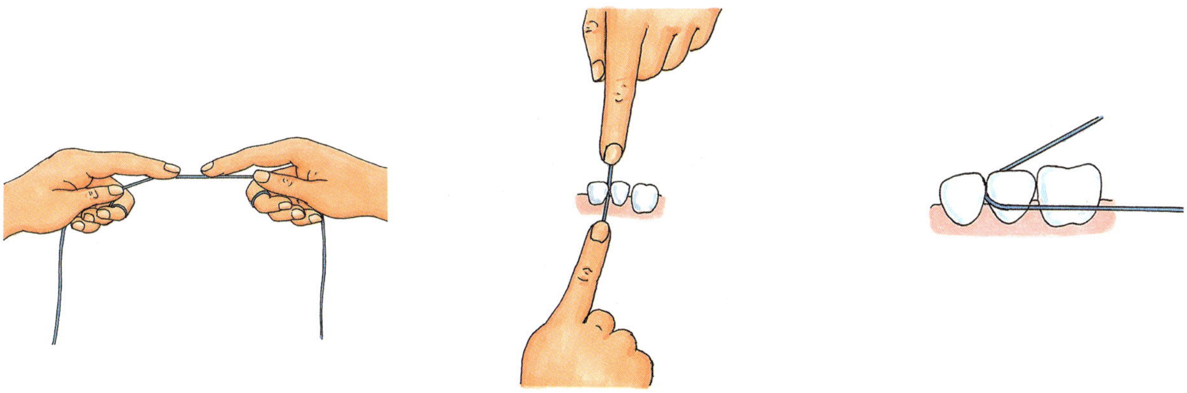

15 Zur Reinigung der Interdentalräume gibt es verschiedene Hilfsmittel. Ergänzen Sie die untenstehende Tabelle mit dem Namen des Hilfsmittels (links) und mit dem Anwendungsgebiet (rechts).

Hilfsmittel	Anwendung	Anwendungsgebiete
	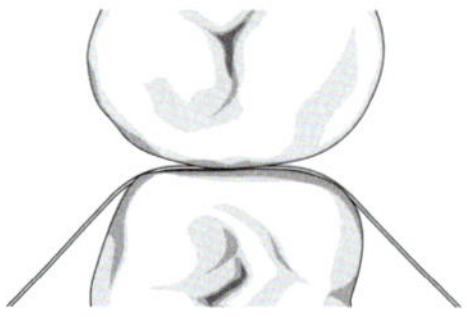	
	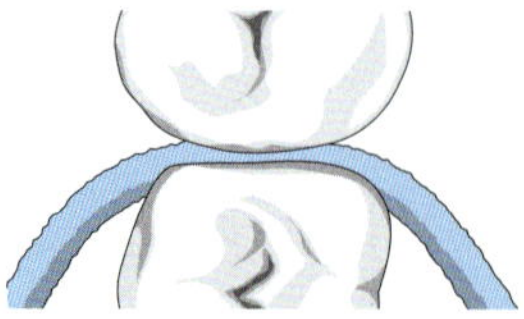	
	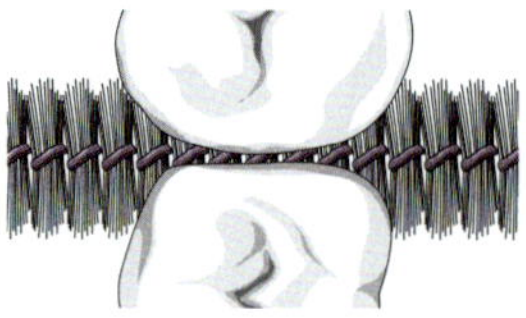	
	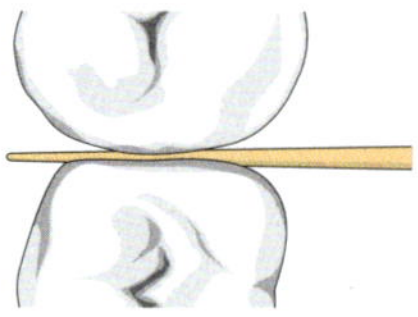	

16 Mundspüllösungen ergänzen die Belagsentfernung mittels Zahnbürste. Grundsätzlich gibt es die normalen fluoridhaltigen Mundspüllösungen und Chlorhexidinlösungen. Kreuzen Sie an, welche Aussagen auf die jeweilige Mundspüllösung zutreffen.

	fluoridhaltige Mundspüllösung	Chlorhexidinlösung
a) Sie enthalten Aminfluoride, die den Zahnschmelz widerstandsfähiger gegenüber Säuren machen.		
b) Sie haben folgende Nebenwirkungen: Geschmacksstörungen, Verfärbungen, Schleimhautveränderungen.		
c) Sie eignen sich zur täglichen Kariesprophylaxe.		
d) Sie wirken antiseptisch und reduzieren die Anzahl der Bakterien in der Mundhöhle.		
e) Sie bewirken ein Frischegefühl im Mund.		
f) Sie dürfen nur eine begrenzte Zeit lang eingesetzt werden.		
g) Sie werden vor und nach chirurgischen Eingriffen und bei entzündlichen PA-Erkrankungen eingesetzt.		
h) Sie dürfen zur Daueranwendung genutzt werden.		

Nahrung und Zahngesundheit
BA → S. 364/
JB 3 → S. 30

17 Verschiedene Stoffe in der Nahrung haben Einfluss auf die Gesundheit unserer Zähne. Nennen Sie zu den genannten Beispielen deren Aufgabe und Vorkommen.

Stoffe in der Nahrung	Beispiel	Aufgabe	Vorkommen
Mineralstoffe	Kalzium		
Spurenelemente	Fluoride		
Vitamine	Vitamin C		

18 Bringen Sie die durcheinander geratenen Buchstaben in die richtige Reihenfolge. Danach setzen Sie diese Wörter an die richtigen Stellen im Lückentext. So erfahren Sie etwas über die Bedeutung des Zuckers in unserer Nahrung.

Nfhtsfräone • Kelnahdhotrye • Eigrnee • krogaien • Sacahidcre • Mosaircncoahd • Gkosule • Fourskte • Dacrahsiicd • Srscocahae • Pachcyorilasd • Skätre • Diaachcsird • Scrahoasce

__________ __________ __________ __________

__________ __________ __________ __________

__________ __________ __________ __________

__________ __________

Unsere Nahrung besteht aus verschiedenen __________. Einer davon ist Zucker, __________ genannt. Sie liefern unserem Körper __________. Aber leider verursachen sie auch Karies, sie sind __________. Es gibt drei Arten von Kohlenhydraten, mit Fachbegriff __________ genannt. Der Einfachzucker, __________, besteht aus einem Molekül, z. B. Traubenzucker (__________) und Fruchtzucker (__________). Der Doppelzucker, __________, besteht aus zwei Molekülen, z. B. Kristallzucker (__________). Der Vielfachzucker, __________, besteht aus vielen Molekülen, z. B. __________ in Brot, Kartoffeln. Sie haben unterschiedliche Eigenschaften. Am stärksten kariogen ist das __________, der Kristallzucker = __________.

19 Was passiert mit den Sacchariden = Kohlenhydraten, die sich nach dem Essen auf der Zahnoberfläche befinden? Vervollständigen Sie die angefangenen Sätze.

Die Saccharide werden von ____________________ aufgenommen. Sie verstoffwechseln diese und scheiden dann ____________________ aus. Die Säure entkalkt den ____________________. Diesen Vorgang nennt man auch ____________________. Als Folge davon entsteht ____________________.

20 Ergänzen Sie die folgenden Kästchen. Welche zwei Arten von Zuckerersatzstoffen werden in Lebensmitteln verwendet? Nennen Sie jeweils ein Beispiel.

Zuckerersatzstoffe

____________________	____________________
____________________	____________________

21 Süßstoffe und Zuckeraustauschstoffe werden als Zuckerersatz verwendet, da sie keine Karies verursachen. Verbinden Sie mit Pfeilen, was zu dem jeweiligen Begriff gehört.

1. Süßstoffe

2. Zuckeraustauschstoffe

a) Sie haben eine viel größere Süßkraft als Zucker.

b) Sie enthalten Kalorien, aber weniger als Zucker.

c) Sie sind fast kalorienfrei und werden hauptsächlich von Diabetikern verwendet.

d) Bei übermäßigem Verzehr haben sie eine abführende Wirkung.

e) Sie reduzieren den Biofilm auf den Zähnen.

22 Essgewohnheiten haben einen Einfluss auf die Kariesentstehung. Welche Faktoren sind dabei wichtig? Füllen Sie die leeren Felder aus und besprechen Sie es mit Ihrer Nachbarin. Verwenden Sie folgende Wörter:

Konsistenz • Nahrungsaufnahme • Zuckergehalt • Säuregehalt

Karies

hoher	häufige	hoher	weiche
____________	____________	____________	____________
der Nahrung	____________	der Nahrung	der Nahrung

Zuckerfreier Kaugummi
BA → S. 368/
JB 3 → S. 34

23 Das Kauen von zuckerfreiem Kaugummi ist die „Zahnpflege für zwischendurch". Nennen Sie 5 positive Auswirkungen auf die Zähne.

1 ______________________________

____

2 ______________________________

____

3 ______________________________

____

4 ______________________________

____

5 ______________________________

____

24 Eine Milchzahnkaries schreitet schnell voran. Welche Regeln sollten die Eltern beachten? Beurteilen Sie die untenstehenden Aussagen.

- Wenn mein Kleinkind unruhig ist, dann gebe ich ihm eine Nuckelflasche zur Beruhigung.

____

____

- Mein Kind kann schon sitzen, daher gebe ich ihm einen altersgerechten Becher zum Trinken.

____

____

- Ich gebe meinem Kind Apfelsaftschorle zu trinken. Das schmeckt ihm.

____

____

- Mein Kind isst gerne Butterkekse und Banane. Da muss es nicht so viel kauen.

____

____

Fluoridierung
BA → S. 369/
JB 3 → S. 35

25 Fluoride spielen bei der Bekämpfung der Karies eine wichtige Rolle. Nennen Sie drei Gründe, warum Fluoride karieshemmend sind. Verwenden Sie die folgenden Begriffe:

Widerstandfähigkeit • Remineralisation • Bakterienstoffwechsel

1 ______________________________

____

____

____

2 ______________________________

____

____

____

3 ______________________________

____

____

____

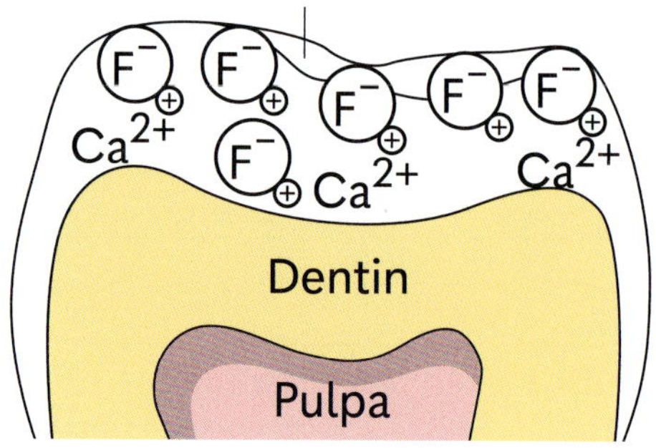

26 Es gibt zwei verschiedene Möglichkeiten, Fluoride zuzuführen. Füllen Sie die leeren Felder in den untenstehenden Abbildungen aus.

Fluoridiertes Salz, Fluoridtabletten, fluoridhaltiges Mineralwasser, fluoridiertes Trinkwasser
↓
Magen, Darm
↓
Blutbahn → Speicheldrüsen
↓ (leeres Feld) ↓ (leeres Feld)

Zahnpasta, Fluoridlack, Fluoridlösungen, Fluoridgelees, Mundspüllösungen
↓
durchgebrochener Zahn in der Mundhöhle → Speichel → Schlucken des Fluorids
↓ (leeres Feld) ↓ (leeres Feld)

27 Ordnen Sie mit Pfeilen zu, was zu den linksstehenden Begriffen gehört.

1. systemische Fluoridierung

2. lokale Fluoridierung

a) Die Fluoride wirken direkt auf die durchgebrochenen Zähne, also lokal auf der Oberfläche.

b) Hierbei werden die Fluoride über Zahnpasta, über fluoridhaltige Mundspüllösungen, über Fluoridlösungen, über Gelees und Lacke auf die Zähne aufgetragen.

c) Hierbei werden die Fluoride mithilfe von Salz, Tabletten oder Trinkwasser zugeführt.

d) Durch den Magen-Darm-Trakt gelangt das Fluorid in die Blutbahn und dadurch zu den Zahnkeimen.

28 Ordnen Sie die unten genannten Beispiele einer Fluoridierung der lokalen und der systemischen Fluoridierung zu.

lokale Fluoridierung	systemische Fluoridierung

fluoridiertes Salz

Fluoridtabletten

fluoridhaltige Zahnpasta

fluoridhaltiges Mineralwasser

Fluoridgelees

Duraphatlack

29 Bringen Sie die folgenden Schritte einer Prophylaxesitzung in die richtige Reihenfolge, indem Sie die Ziffern 1 bis 6 eintragen.

A) Zeigen einer individuellen Putztechnik mit entsprechenden Hilfsmitteln, Ernährungs- und Fluoridierungsberatung ☐

B) Entfernen aller supragingival und gingival gelegenen harten und weichen Beläge ☐

C) Erhebung eines Plaque- und Entzündungsindex, anschließend Aufklärung der Patientin über ihren Mundhygienezustand ☐

D) Politur aller Zähne ☐

E) Führen eines motivierenden Gesprächs über sorgfältige Mundhygiene ☐

F) interdentale Reinigung mit Zahnseide oder Interdentalbürstchen, eventuell Fluoridierung ☐

30 Beim Umgang mit betagten Menschen ist die Kommunikation erschwert. Welche Punkte sollten beachtet werden? Nennen Sie mindestens 5 Punkte.

____

____

____

____

____

____

____

31 Zu Beginn einer Prophylaxesitzung wird ein Plaque- oder ein Entzündungsindex erhoben. Kreuzen Sie in der Tabelle an, was auf welchen Index zutrifft.

	Plaqueindex	Entzündungsindex
a) Es wird sondiert und die Anzahl der Blutungsstellen notiert.		
b) dient der allgemeinen Bewertung des Mundhygienezustandes		
c) gibt den Entzündungszustand der Gingiva wieder		
d) Erheben eines SBI		
e) Es wird immer der gleiche Index erhoben, um einen Vergleichswert zu haben.		
f) gibt Auskunft über den momentanen Zustand der Mundhygiene		
g) Mit dem Einverständnis des Patienten wird ein Plaquerevelator verwendet.		
h) gibt einen Hinweis darauf, ob der Patient immer gut putzt oder nur, bevor er zur Prophylaxe geht		
i) Die Zähne werden eingefärbt, die Anzahl der Beläge im Approximalraum werden notiert.		
j) Erheben eines PBI		
k) Die Stärke der Blutung der Gingiva gibt den Entzündungsgrad wieder.		
l) Erheben eines API nach Lange		

32 Bei Kindern wird oft ein Kariesindex erhoben. Dabei werden Abkürzungen verwendet.

a) Was bedeuten die folgenden Buchstaben?

D oder d	M oder m	F oder f	T oder t
________	________	________	________
________	________	________	________

b) Was möchte man mit dem dmf-t Index beurteilen? ______________________

33 Ihr Kollege erklärt Ihnen die einzelnen Schritte der Erstellung eines API. Bringen Sie die folgenden Aussagen in die richtige Reihenfolge, indem Sie die Ziffern 1 bis 4 eintragen.

A) Der prozentuale Plaquebefall wird mit einer Formel berechnet. Der Wert der Prozentzahl gibt die Mundhygiene des Patienten wieder. ☐

B) Die Approximalräume mit eingefärbter Plaque werden in einem Schema mit einem Pluszeichen eingetragen. ☐

C) Es wird die Summe der dunkel gefärbten Plaquestellen ermittelt. ☐

D) Die Zähne werden mit Plaquerevelatoren eingefärbt. Die Stellen, die Plaque enthalten, färben sich dunkel. ☐

34 Bringen Sie die einzelnen Schritte bei der Erstellung eines vereinfachten SBI in die richtige Reihenfolge, indem Sie die Ziffern 1 bis 4 eintragen.

A) Die Blutungsstellen (Ja-Nein-Entscheidung) werden erfasst und in ein Schema eingetragen. ☐

B) Es wird die Summe aller Blutungsstellen ermittelt. ☐

C) Nach relativer Trockenlegung wird eine PA-Sonde vorsichtig durch den Sulkus geführt. ☐

D) Der prozentuale Blutungsgrad wird mit einer Formel berechnet. Der Wert der Prozentzahl gibt den Entzündungsgrad der Gingiva und die allgemeine Mundhygiene des Patienten wieder. ☐

35 Die professionelle Zahnreinigung PZR ist ein Teil der Individualprophylaxe. Die einzelnen Arbeitsschritte sind in der folgenden Tabelle unvollständig aufgeführt. Ergänzen Sie.

Arbeitsschritte	Instrumente/Material
Grobreinigung: Entfernung aller harten und weichen Beläge, im supra- und gingivalen Bereich	Scaler, Küretten, Ultraschallgerät
	Pulverstrahlgerät
Feinreinigung	
	Polierpaste, Bürstchen, Gummikelch
	Zahnseide, evtl. Superfloss, Interdentalbürstchen
Evtl. Fluoridierung	

36 Ergänzen Sie die fehlenden Begriffe und Erklärungen.

Abrasion	
	Berührungspunkt benachbarter Zähne
	Abrieb der Zahnsubstanz durch direkten Kontakt der Zähne, z. B. Antagonisten
Demineralisation	
	Verlust von Zahnhartsubstanz durch häufige direkte Einwirkung von Säuren, z. B. aus Obstsäften, Cola, Wein
Fissuren	
	Bestandteil des Zahnschmelzes; eine Kalzium-Fluorid-Verbindung
Index	
kariogen	
	Verbindungen aus Kohlenstoff, Wasserstoff, Sauerstoff; liefern dem Körper Energie
	örtlich, direkt am Ort
Nursing-Bottle-Syndrom	
Plaquerevelatoren	
	erneute Verkalkung des Zahnschmelzes, Einbau von Kalzium, Phosphat und Fluorid
	gefleckter oder gebänderter Schmelz, hervorgerufen von zu hohen Fluoridkonzentrationen während der Schmelzbildung

37 Die Fissurenversiegelung ist eine wichtige präventive Maßnahme. Setzen Sie die folgenden Begriffe an der richtigen Stelle im Lückentext ein.

im ersten halben Jahr nach Durchbruch der bleibenden Molaren • Borsten der Zahnbürste • Risse • Prädilektionsstellen • vorhandener Karies • dünnfließender Komposit • Kontrolle • Adhäsivtechnik • stark zerklüfteten • kariesanfälligen Kindern

Die Fissurenversiegelung ist sinnvoll bei ________________ Fissuren. Diese sind ________________ für Karies. Die ________________ kommen in diese Furchen nicht hinein. Die Versiegelung erfolgt mit ________________. Hierbei wird die ________________ angewandt. Vor allem bei ________________ wird eine Fissurenversiegelung gemacht. Sie sollte im ________________ ________________ erfolgen, wenn die Fissuren noch kariesfrei sind. Bei bereits ________________ ist eine Versiegelung nicht mehr sinnvoll. Kinder mit einer Fissurenversiegelung müssen zuverlässig zur __________ der Versiegelung kommen, da _______ oder Abplatzungen entstehen können.

38 Mit welchem Fachbegriff werden folgende Zustände benannt?

Das Gebiss ist nach den Regeln ausgebildet und funktionell einwandfrei. Es besteht eine regelrechte Okklusion mit Neutralbiss ohne Anomalien. → ____________

Es liegt eine Gebissfehlstellung vor. Das Kauorgan weicht von der Norm ab. Das kann sich auf die Zahnanatomie, Zahnstellung, Okklusion, Kieferform, Lage des Kiefers zum Schädel beziehen. → ____________

39 Es gibt verschiedene Ursachen für Zahn- und Kieferanomalien. Ergänzen Sie die Tabelle auf der linken Seite.

Ursachen	Anomalien
	– Progenie – Deckbiss
	– langanhaltendes Daumen- und Fingerlutschen – ständiges Nuckeln an Trinkflaschen, Saugern oder anderen Gegenständen – Einsaugen der Lippen oder der Wangenschleimhaut – Zungenpressen – Beißen auf Nadeln, Nägeln, Büroklammern und Fingernägeln
	– Lippen-Kiefer-Gaumen-Spalte – Einnahme von schädigenden Substanzen während der Schwangerschaft – Störung des Zusammenspiels der Kau-, Gesichtsmuskulatur, des Kiefergelenks – falsche Schlucktechnik, Funktionsstörungen der Zunge – vorzeitiger Milchzahnverlust (Verlust der Platzhalterfunktion der Milchzähne) – Mundatmung

40 Ihre Zahnärztin erklärt Ihnen in der Pause die verschiedenen Arten von Zahnfehlstellungen. Verbinden Sie die Beispiele mit den dazugehörigen Fehlstellungen.

1. Zahnengstand	**a)** Hypodontie – Zahnunterzahl Hyperdontie – Zahnüberzahl Anodontie – Fehlen aller Zähne
2. Zahnstellungsabweichungen	**b)** Retention
3. Zahnzahlabweichungen	**c)** Schiefstand, gedrehte Stellung aufgrund von zu wenig Platz
4. Zahnmissbildungen	**d)** Diastema, Protrusion, Retrusion, Rotation, Elongation, Kippung
5. Störungen beim Zahndurchbruch	**e)** Schmelzhypoplasie, verkümmert

Zahnfehlstellungen
BA → S. 395/
JB 3 → S. 61

41 Die folgenden Abbildungen stellen Beispiele für eine Fehlstellung der Zahnreihen zueinander dar (Okklusionsanomalien). Beschriften Sie die Abbildungen.

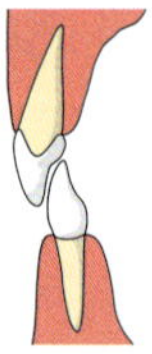

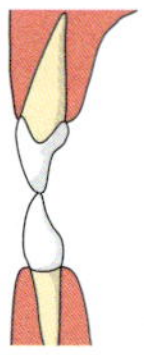

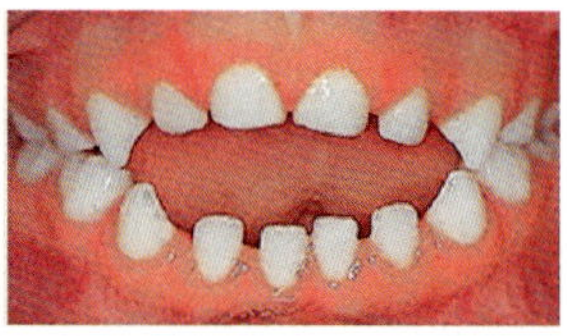

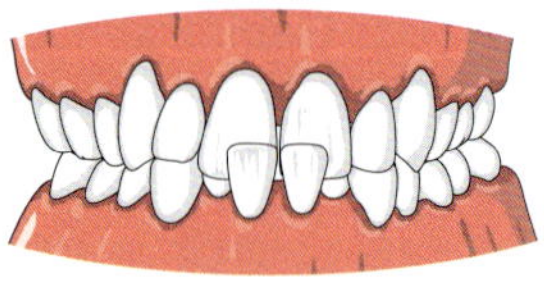

______________ ______________ ______________ ______________

42 Beschriften Sie die Abbildungen von Kieferanomalien mit dem zugehörigen Fachausdruck.

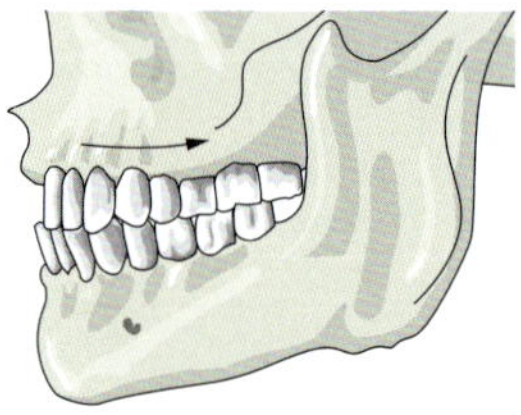

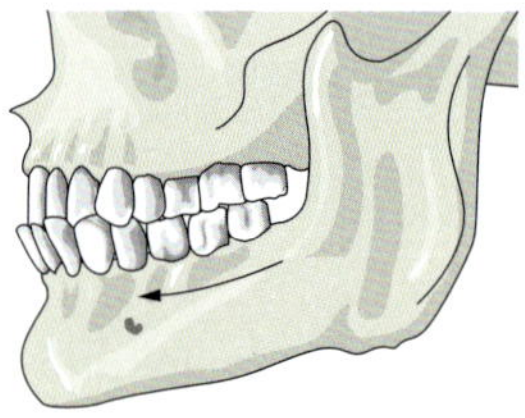

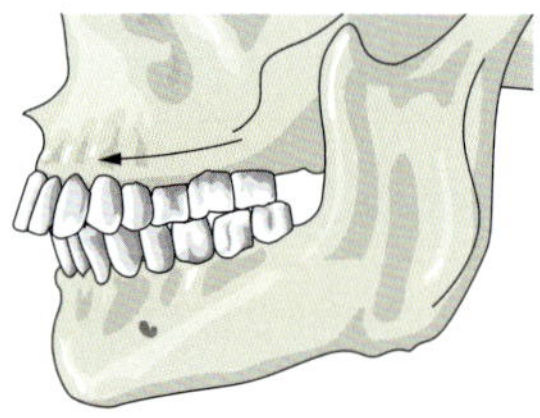

______________ ______________ ______________

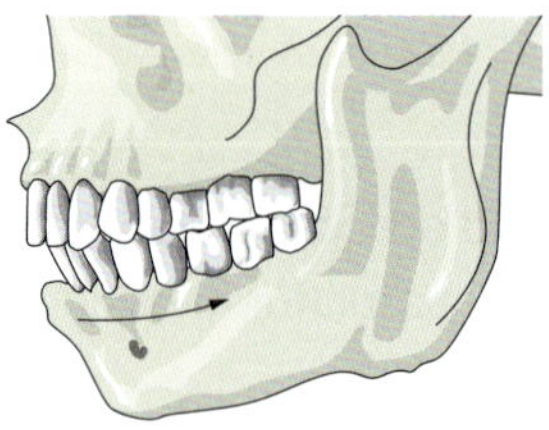

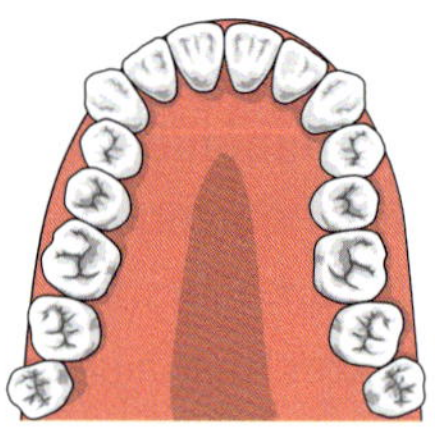

______________ ______________

43 Übersetzen Sie die untenstehenden Fachbegriffe.

Aplasie	
Anodontie	
Hypodontie	
Hyperdontie	
Prognathie	
Retrognathie	
Mikrognathie	
Mikrogenie	
Retrusion	
Schmelzhypoplasie	
Odontohypoplasie	
Habits	

44 Die kieferorthopädische Prophylaxe hat das Ziel, Dysgnathien (= Gebissfehlentwicklungen) vorzubeugen. Die folgenden Begriffe benennen Maßnahmen im Kleinkindalter. Leider sind die Vokale verloren gegangen. Ergänzen Sie.

Stlln	→	
Vtmin D	→	
Schnllr nr bs zm 3. Lbnsjhr	→	
kn Dmnltschn	→	
Zhnptzn vn nfng n	→	
Hbts bgwhnn	→	

45 Vor einer kieferorthopädischen Behandlung muss eine umfassende Diagnostik stattfinden. Beschreiben Sie stichwortartig die folgenden Maßnahmen.

Anamnese	intraolrale Untersuchung
extraorale Untersuchung und Funktionsanalyse	**röntgenologische Untersuchung**
Fotoanalyse	**Modellanalyse**

46 Ergänzen Sie die untenstehende Übersicht über kieferorthopädische Geräte.

kieferorthopädische Geräte

intraoral		extraoral

47 Benennen Sie die abgebildeten kieferorthopädischen Apparaturen.

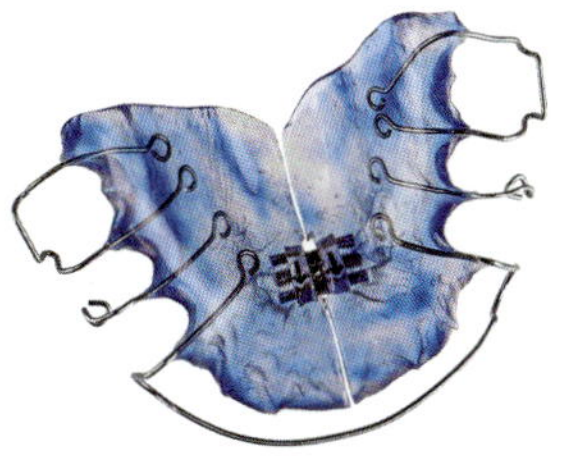
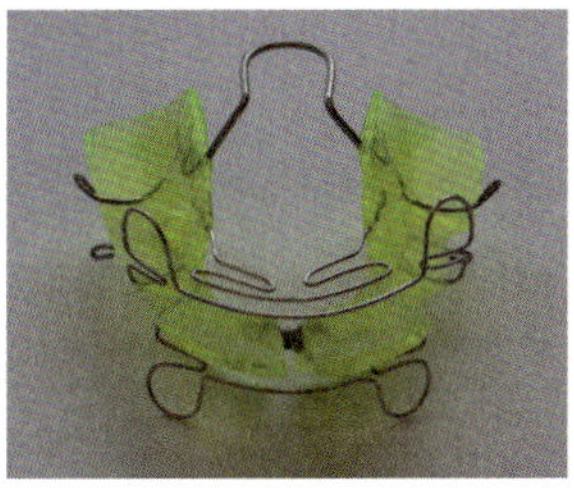
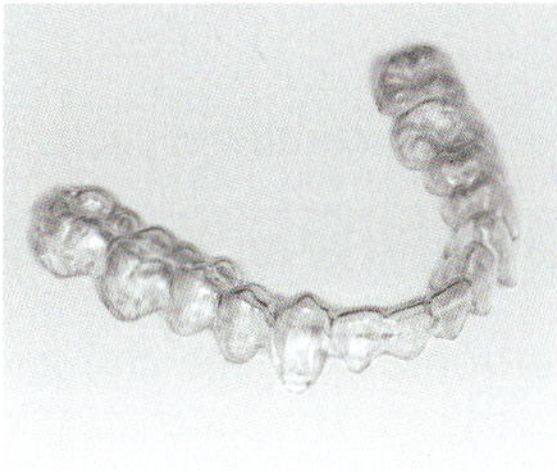
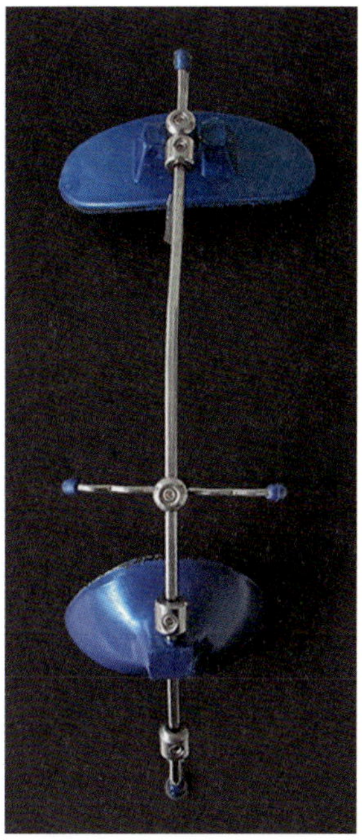
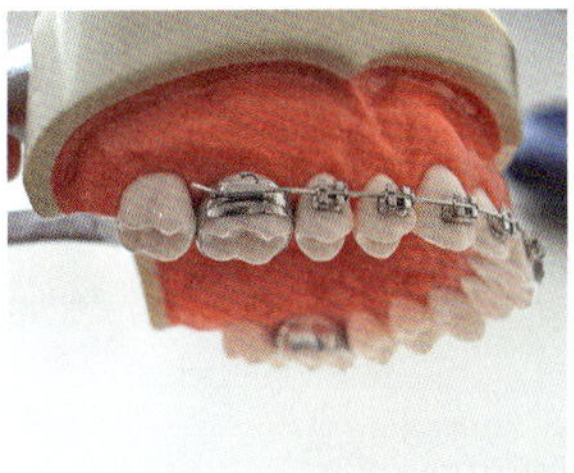
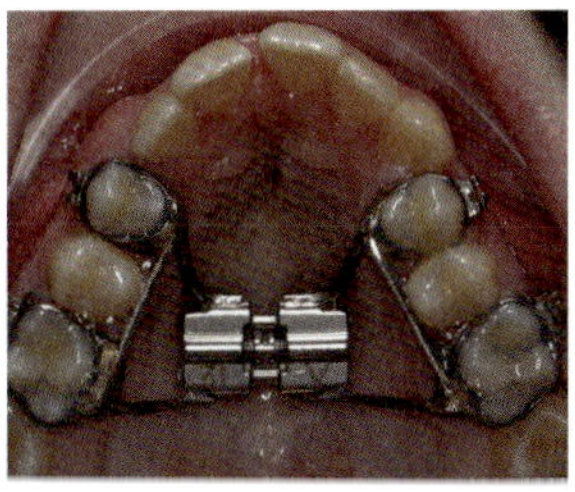
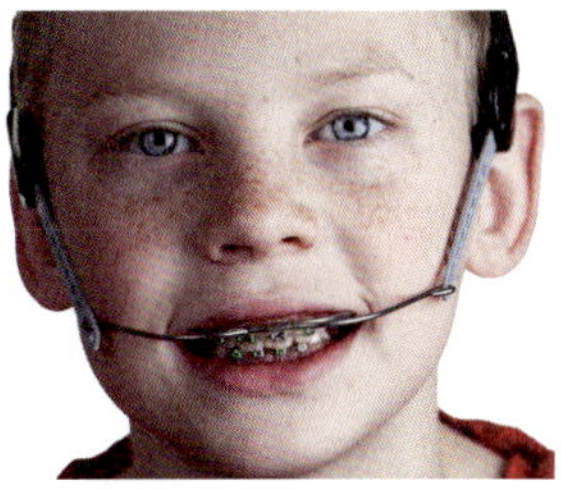

48 Welche Beschreibung gehört zu welcher intraoralen KFO-Apparatur? Verbinden Sie mit Pfeilen.

1. aktive Platte
2. Aktivator
3. Multiband-Bracketsystem
4. Headgear
5. Retainer
6. Aligner (Kunststoffschienen)

a) gehört zu den FKO-Geräten, nutzt passiv die eigenen Kräfte zur Regulierung aus, für OK und UK gleichzeitig

b) besteht aus Brackets, Bogen, Ligaturen oder Gummiringen, evtl. Bändern

c) dient dem Erhalt des Behandlungserfolgs, festsitzend palatinal oder lingual angebracht

d) besteht aus einer Plattenbasis, Halteelementen, aktiven Elementen wie Labialbogen, Federn, Schrauben

e) besteht aus einem Innenbogen, der an den Molarenbändern befestigt wird, und einem Außenbogen, der über ein Band an Kopf und Nacken befestigt wird

f) behebt Zahnfehlstellungen mithilfe einer Serie von herausnehmbaren transparenten Kunststoffschienen, alle 2 Wochen wird eine neue Schiene getragen

49 Welche Aussagen zu festsitzenden Apparaturen sind richtig? Kreuzen Sie an.

☐ ☐ ☐ ☐

A) ☐ Es sind nur leichte Korrekturen möglich.

B) ☐ Der Behandlungserfolg ist unabhängig vom Patienten.

C) ☐ Es besteht keine erhöhte Kariesgefahr, da die Apparatur beim Zähneputzen herausgenommen werden kann.

D) ☐ Die Behandlungsdauer ist kürzer als bei Plattenapparaturen.

E) ☐ Es besteht die Gefahr einer Überlastung des Parodontiums.

F) ☐ Zur Reinigung benötigt der Patient Interdentalbürstchen oder Superfloss.

50 Beschriften Sie die beiden Abbildungen.

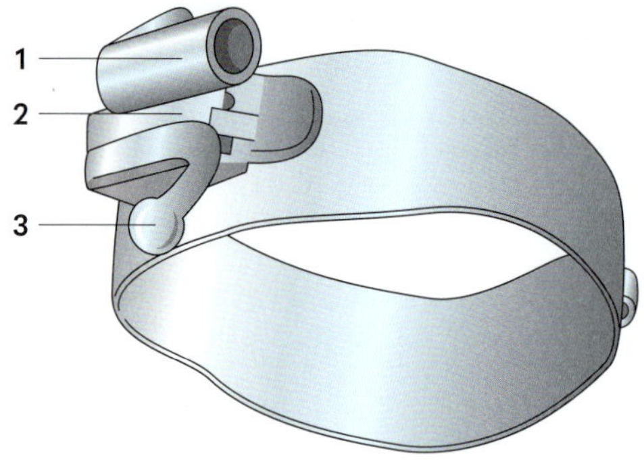

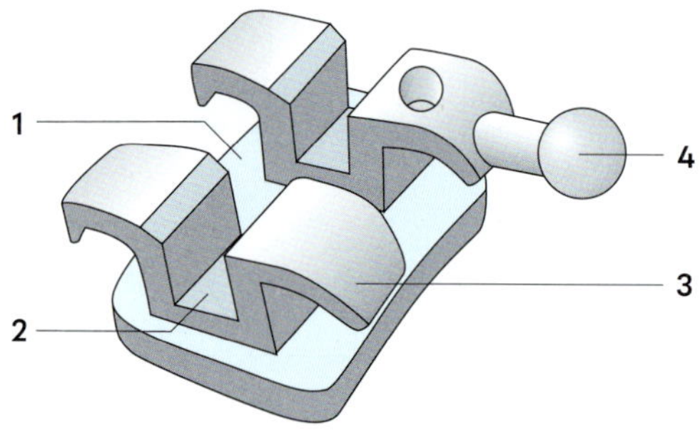

1 ____________________

2 ____________________

3 ____________________

1 ____________________

2 ____________________

3 ____________________

4 ____________________

51 Nennen Sie die Vor- und Nachteile einer herausnehmbaren Plattenapparatur.

Vorteile	Nachteile

52 Nennen Sie die Vor- und Nachteile einer Multibracketapparatur.

Vorteile	Nachteile

53 Die Reinigung der Zähne bei einer Multibracketapparatur ist zeitaufwändig. Welche Hilfsmittel sind geeignet? Leider sind die Buchstaben durcheinandergekommen. Bringen Sie sie in die richtige Reihenfolge:

- Koftküzsuparhrbzne ______________________
- Iürdaretsnbettnle ______________________
- Soeslpfurs ______________________
- Enüüesbshticblre ______________________
- fiurahdltigole Msupnülsldnuög ______________________

Retentionsphase
BA → S. 414/
JB 3 → S. 80

54 Setzen Sie die folgenden Begriffe an die richtigen Stellen im Lückentext ein:

herausnehmbar • Rezidivs • festsitzend • Retentionsphase • Rückbewegung

Nach einer kieferorthopädischen Behandlung besteht die Gefahr eines ______________, also der ______________ der Zähne in ihre alte Position. Daher schließt sich nach der aktiven Behandlung eine ______________ = Stabilisierungsphase an. Dazu gibt es herausnehmbare und festsitzende Geräte.

A) ______________: Tiefziehschiene, Positioner, passive Plattenapparatur

B) ______________: Retainer, wird auf der oralen Fläche der Frontzähne adhäsiv befestigt

55 Lösen Sie das folgende Kreuzworträtsel. Es werden Fachbegriffe aus der kieferorthopädischen Behandlung gesucht. (Ä = AE)

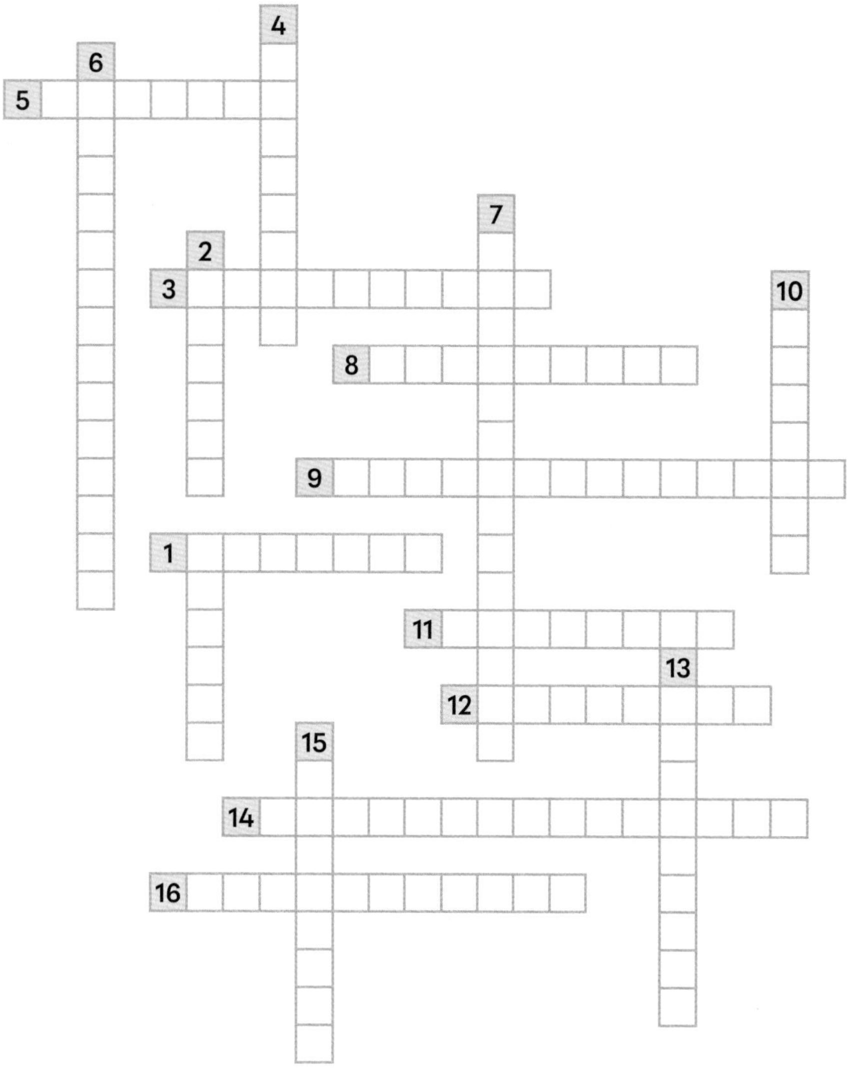

Waagerecht:

1 Verdickung aus Kunststoff
3 Elemente, die auf den Zähnen mit Säure-Ätz-Technik befestigt werden
5 Draht oder Gummischlinge zum Befestigen eines Drahtbogens im Bracket
8 Bewegung des Zahnes aus dem Kiefer heraus
9 Bewegung der Zähne nach distal
11 Gummiringe, die den Bogen im Bracket halten
12 Gummiringe, die bei der Behandlung mit Brackets eingesetzt werden, um die Lagebeziehung von OK zu UK zu verändern
14 Brackets mit einem Verschlussmechanismus für den Bogen, ohne Ligaturen
16 beide Kiefer betreffend

Senkrecht:

2 herausnehmbare Plattenapparatur, mit der durch Krafteinwirkung aktiv die Zähne bewegt werden können
4 Befestigungselemente für festsitzende KFO-Apparaturen, am Zahn angebracht
6 zischen OK und UK
7 zwischen den Zähnen eines Kiefers
10 Serie von transparenten Kunststoffschienen
13 Bewegung des Zahnes in den Kiefer hinein
15 KFO-Gerät zur Erhaltung der erreichten Zahn- und Kieferstellungen nach der Behandlungsphase

LF 11
Patienten bei prothetischen Behandlungen begleiten

1 Welche Arten von Zahnersatz lassen sich unterscheiden?

____

____

____

2 Welche Aussagen zum Zahnersatz treffen zu?

☒ ☒ ☒

A) ☐ Kronen gehören zum festsitzenden Zahnersatz.

B) ☐ Bei Inlays und Onlays wird von herausnehmbarem Zahnersatz gesprochen.

C) ☐ Die Herstellung einer Brücke gleicht der Herstellung einer Totalprothese.

D) ☐ Die Eingliederung von Zahnersatz dient der Wiederherstellung der Kaufunktion und Ästhetik.

E) ☐ Vollprothesen sind ein Beispiel für herausnehmbaren Zahnersatz.

3 Es gibt in der Prothetik unterschiedliche Kronenarten. Ordnen Sie den folgenden Kronenarten die entsprechende Definition zu.

a) Mantelkrone	
b) Verblendkrone	
c) Teilkrone	
d) Vollgusskrone	

4 Geben Sie an, was man unter dem Begriff „NEM“ versteht, und nennen Sie Beispiele.

____

____

5 Beschriften Sie die folgende Abbildung einer Verblendkrone.

1 _______________

2 _______________

3 _______________

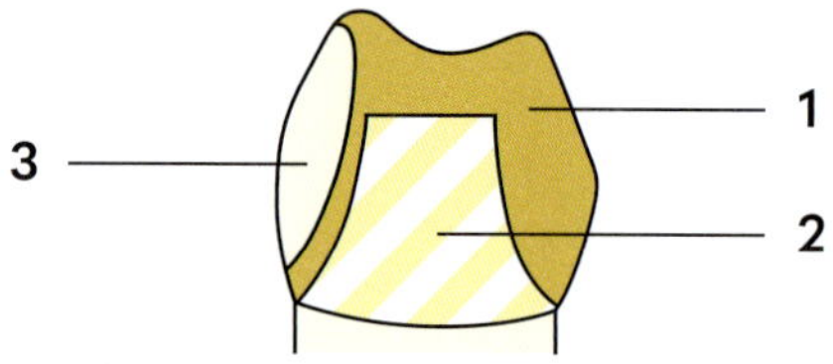

6 Bei der Kronenpräparation unterscheidet man drei verschiedene Präparationsformen. Ordnen Sie jeder dieser Formen die richtige Abbildung zu.

1. Holhlkehlpräparation

2. Tangentialpräparation

3. Stufenpräparation

a)

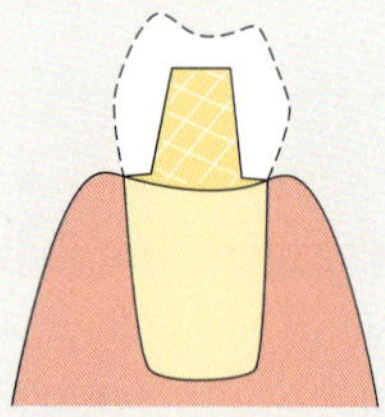

b)

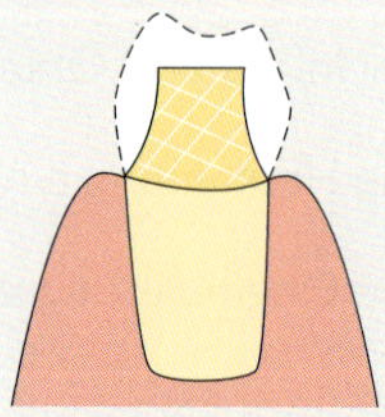

c)

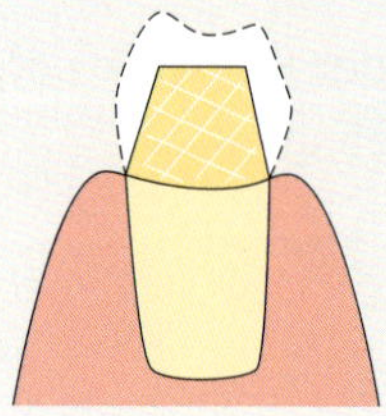

7 Vergleichen Sie die Vollgusskrone mit der Vollkeramikkrone, indem Sie deren Vor- und Nachteile benennen.

	Vollgusskrone	**Vollkeramikkrone**
Aussehen, Ästhetik		
Biokompatibilität		
technischer Aufwand		
Zahnhartsubstanzverlust		
Tragedauer		
Kosten		
Indikation		

8 Erklären Sie den Begriff geteilte Brücke.

9 Nennen Sie die Materialien und Hilfsmittel, die zur Abformung präparierter Zahnstümpfe benötigt werden.

______________________ ______________________

______________________ ______________________

______________________ ______________________

10 Welche Aussagen zu Abformlöffeln sind richtig?

☒ ☒ ☒

A) ☐ Konfektionierte Löffel gibt es in unterschiedlichen Größen und Formen.

B) ☐ Zur Bestimmung der Abformlöffelgröße wird der Ober- bzw. Unterkiefer des Patienten vermessen.

C) ☐ Eine Situationsabformung wird mit einem individuellen Löffel durchgeführt.

D) ☐ Ein individueller Löffel wird im Labor auf einem Gipsmodell hergestellt.

E) ☐ Perforationen im Abformlöffel sorgen dafür, dass das Abformmaterial nicht vom Löffel abreißt.

11 Die anatomische Abformung wird auch Situationsabformung genannt. Ergänzen Sie in der folgenden Tabelle die Definition, die Indikationen und ein typisches Abformmaterial dieser Abformart.

Anatomische Abformung	
Definition	
Indikationen	
Abformmaterial	

12 Bringen Sie die einzelnen Schritte der Situationsabformung mit Alginat in die richtige Reihenfolge, indem Sie die Ziffern 1 bis 4 eintragen.

A) Pulver und Wasser werden vermischt. ☐

B) Pulver wird in den Becher gegeben. ☐

C) Die entsprechende Wassermenge wird in den Becher gegeben. ☐

D) Alginat wird zum Becherrand hin ausgestrichen. ☐

13 Welche Aussagen zur Abformung mit Alginat sind richtig?

☒ ☒ ☒

A) ☐ Das Pulver sollte immer in geschlossenen Behältern vor Feuchtigkeit geschützt aufbewahrt werden.

B) ☐ Der Anmischvorgang von Alginat kann fünf bis zehn Minuten dauern.

C) ☐ Alginatabformungen können bei trockener Lagerung schrumpfen und müssen daher feucht gelagert und schnellstmöglich ausgegossen werden.

D) ☐ Alginat kann nur maschinell angemischt werden.

E) ☐ Unter sich gehende Stellen sollten vor der Alginat-Abdrucknahme ausgeblockt werden.

14 Beschreiben Sie die Funktion von Retraktionsfäden.

____

____

____

____

15 Zur Abformung von präparierten Zähnen stehen mehrere Abformarten zur Verfügung. Bei der Korrekturabformung spricht man dabei von einer zweizeitig-zweiphasigen Abformung. Erklären Sie diese Bezeichnung.

____

____

____

____

____

____

16 Erklären Sie die Technik der Doppelmischabformung.

17 Worin unterscheiden sich die Sandwich- und die Doppelmischabformung?

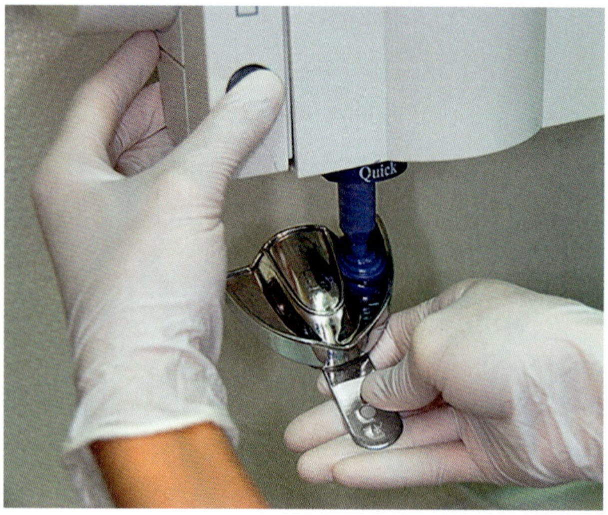

Befüllen des Abformlöffels

18 Welche Aussagen zur Abformung präparierter Zähne sind richtig?

☒ ☒ ☒

A) ☐ Zur Aushärtung von Abformmaterialien müssen diese mit einem Härter oder Katalysator angemischt werden.

B) ☐ Zähfließende Materialien können nur von Hand angemischt werden.

C) ☐ Bei der Abformung präparierter Zähne hat die Assistenz nur dafür zu sorgen, dass die Abformmaterialien bereitgestellt werden.

D) ☐ Bei dünnfließenden Materialien in Kartuschenform werden Basis und Härter in der Mischdüse vermischt.

E) ☐ Abflussrillen, die nach der Vorabformung aus dem Abdruck ausgeschnitten werden, dienen dem Abfließen des dünnfließenden Abformmaterials bei der Korrekturabformung.

19 Erklären Sie den Begriff „Funktionsabformung“.

____

____

20 Ordnen Sie den unterschiedlichen Abformarten ihre Eigenschaften zu.

1. Situationsabformung

2. Funktionsabformung

3. Korrekturabformung

a) Diese Abformung wird häufig mit Silikonen durchgeführt.

b) Diese Abformung kann von einem ZMF durchgeführt werden.

c) Aktive und passive Bewegungen werden durchgeführt.

d) Die Abformung erfolgt mit einem individuellen Löffel.

e) Die Grenze zwischen hartem und weichem Gaumen wird durch Ah-Sagen und Schlucken abgeformt.

21 Die Abformmaterialien lassen sich in vier Hauptgruppen einteilen. Geben Sie diese an.

______________________ ______________________

______________________ ______________________

22 In welchen unterschiedlichen Konsistenzen werden elastomere Abformmassen angeboten? Nennen Sie die deutschen Begriffe und alle jeweiligen Fremdwörter.

____

____

____

____

23 Ordnen Sie in der folgenden Tabelle den vier Abformmaterialgruppen Beispiele und Eigenschaften zu.

Abformmaterial	Beispiele	Eigenschaften und Einsatzgebiete
irreversibel-starr		
reversibel-starr		
irreversibel-elastisch		
reversibel-elastisch		

24 Erklären Sie, was ein pulpärer Stift ist und welche Formen dabei unterschieden werden.

25 Beschriften Sie die folgende Abbildung zum Aufbau einer Brücke.

1 ______________________

2 ______________________

3 ______________________

4 ______________________

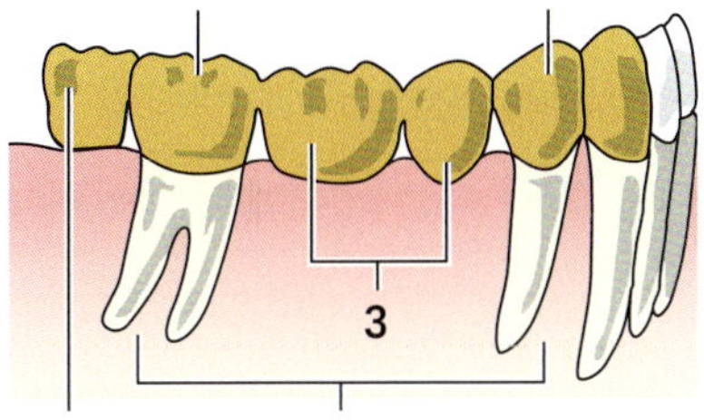

26 Brücken können nach verschiedenen Kriterien in unterschiedliche Brückenarten eingeteilt werden. Erklären Sie folgende Begriffe.

a) Inlaybrücke	
b) Schwebebrücke	
c) abnehmbare Brücke	
d) Adhäsivbrücke	
e) geteilte Brücke	

27 Wie kann festsitzender Zahnersatz befestigt werden? Nennen Sie zwei generelle Möglichkeiten.

______________________ ______________________

28 Welche Schritte laufen bei der konventionellen Befestigung einer Krone mit Zement ab? Bringen Sie die Schritte in die richtige Reihenfolge, indem Sie die Ziffern 1 bis 6 eintragen.

A) Säubern der Krone und des Zahnstumpfes mit Alkohol ☐

B) mit Zement befüllte Krone auf den Zahnstumpf pressen ☐

C) Anmischen des Zementes ☐

D) Überprüfen von Okklusion, Artikulation, Randschluss und Kontaktpunkten der Krone ☐

E) Entfernen der Zementüberschüsse ☐

F) Aufbeißen auf Watterolle ☐

29 Welche Aussagen zur adhäsiven Befestigung von Kronen bzw. Brücken sind richtig?

☒ ☒ ☒

A) ☐ Flusssäuregel muss zunächst auf den Zahnstumpf aufgetragen werden.

B) ☐ Der Zahnstumpf wird wie bei einer Kompositfüllung mit Ätzgel, Primer und Adhäsiv vorbereitet.

C) ☐ Zum Aushärten wird eine Polymerisationslampe benötigt.

D) ☐ Das Einsetzen erfolgt unter absoluter Trockenlegung.

E) ☐ Die Krone bzw. Brücke muss nicht vorbehandelt werden.

30 Erklären Sie den Begriff parapulpäre Stifte.

____

____

____

____

31 Welche Aufgaben übernimmt ein Provisorium?

____

____

____

____

32 Bringen Sie die Schritte der Provisorienherstellung im direkten Verfahren in die richtige Reihenfolge, indem Sie die Ziffern 1 bis 8 eintragen.

A) Entnehmen der ausgehärteten Kunststoffprovisorien aus der Abformung ☐

B) Einbringen von Provisorienkunststoff in die Abformung ☐

C) Ausarbeiten der Provisorien einschließlich Politur ☐

D) Entfernen der Interdentalsepten und der unter sich gehenden Stellen in der Abformung ☐

E) Überprüfen von Okklusion, Artikulation ☐

F) Abformung der zu präparierenden Zähne mit Alginat oder Silikon ☐

G) Einsetzen mit provisorischem Zement ☐

H) Entfernen der Zementreste ☐

33 Ergänzen Sie die einzelnen Schritte des Behandlungsablaufs bei der Versorgung des Patienten mit einer Verblendbrücke von 44 auf 46 bei fehlendem Zahn 45.

Arbeitsschritte in der Praxis	Arbeitsschritte im Labor
1. Sitzung	
Planung:	
2. Sitzung	
3. Sitzung	

Arbeitsschritte in der Praxis	Arbeitsschritte im Labor
4. Sitzung	
____________________	____________________
____________________	____________________
____________________	____________________
____________________	____________________
5. Sitzung	
____________________	
____________________	
____________________	
____________________	

34 Welche Aussagen zur Cerec-Methode sind richtig?

☒ ☒ ☒

A) ☐ Die präparierten Zähne werden mittels Kamera aufgenommen.

B) ☐ Die Konstruktionsdaten werden an ein zahntechnisches Labor weitergegeben.

C) ☐ Der Zahnersatz wird am PC konstruiert.

D) ☐ Aus Keramikblöcken wird die Krone herausgeschliffen.

E) ☐ Die Herstellung dauert länger als bei der konventionellen Herstellung.

35 Wozu dient ein Gesichtsbogen?

____

____

____

____

____

____

36 Beschriften Sie die Abbildungen von Teilprothesen mit den jeweiligen Fachbegriffen.

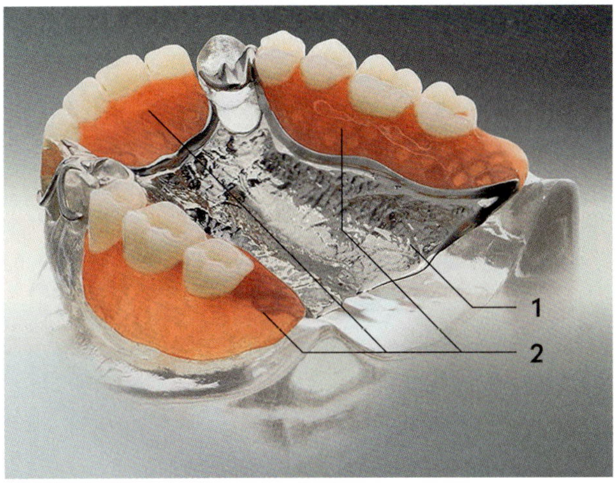

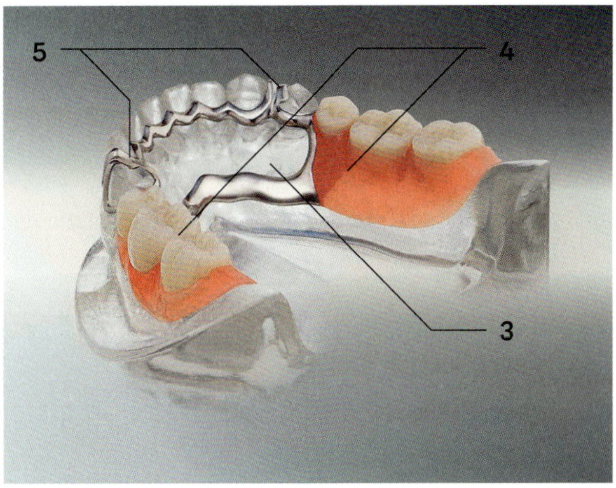

1 ______________________

2 ______________________

____

3 ______________________

4 ______________________

5 ______________________

37 Nennen Sie die möglichen Verbindungselemente für Teilprothesen.

______________________ ______________________

______________________ ______________________

______________________ ______________________

______________________ ______________________

38 Worin besteht der Unterschied zwischen gebogenen und gegossenen Klammern?

____

____

____

____

____

39 Beschriften Sie die Elemente einer Klammer.

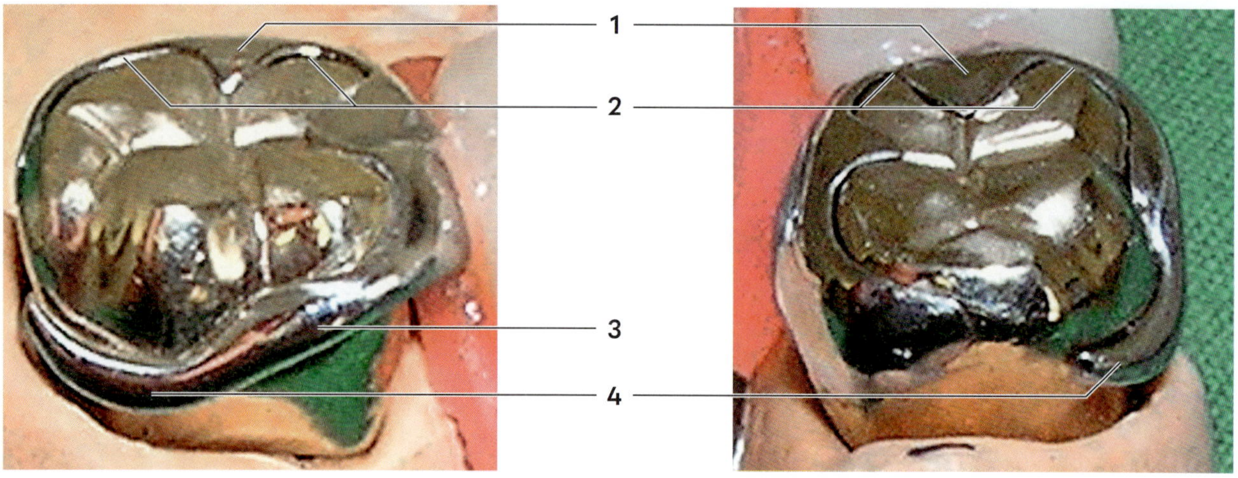

1 ______________________

3 ______________________

2 ______________________

4 ______________________

40 Erklären Sie den Unterschied zwischen Interimsprothese und Immediatprothese.

41 Was versteht man unter einer Teleskopprothese?

42 Ergänzen Sie den Behandlungsablauf zur Herstellung einer Teleskopprothese im OK.
Restgebiss im OK: 16, 14, 23, 25, 26.

Arbeitsschritte in der Praxis	Arbeitsschritte im Labor
1. Sitzung	
Planung:	
2. Sitzung	

Arbeitsschritte in der Praxis	Arbeitsschritte im Labor
3. Sitzung	
4. Sitzung	
5. Sitzung	
6. Sitzung	
7. Sitzung	

43 Erklären Sie folgende Begriffe.

Cover-Denture-Prothese: ______________________________

____

____

Geschiebe: ______________________________

____

____

____

44 Teilprothesen können auf verschiedene Art und Weise am Restgebiss abgestützt werden. Welche Abstützungsarten werden unterschieden? Erklären Sie diese.

____

____

____

____

45 Bringen Sie die einzelnen Schritte der Herstellung einer Totalprothese in die richtige Reihenfolge, indem Sie die Ziffern 1 bis 8 eintragen.

A) Wachseinprobe ☐

B) Situationsabformung zur Herstellung von individuellen Löffeln ☐

C) Herstellung von Bissschablonen im Labor ☐

D) Eingliederung der fertiggestellten Prothese ☐

E) Bissnahme ☐

F) Funktionsabformung ☐

G) Fertigstellung der Prothese in Kunststoff im Labor ☐

H) Wachsaufstellung der Prothese im Labor ☐

46 Welche Voraussetzungen müssen gegeben sein, damit eine Totalprothese gut hält?

____

____

____

____

47 Übersetzen Sie die lateinischen Begriffe ins Deutsche.

subgingival	
supragingival	
konfektioniert	
individuell	
Legierung	
Jacketkrone	
Präparationsgrenze	
Retraktionsfäden	
reversibel	
hochviskös	
Elastomere	
hydrophob	
partielle Prothese	
hydrophil	

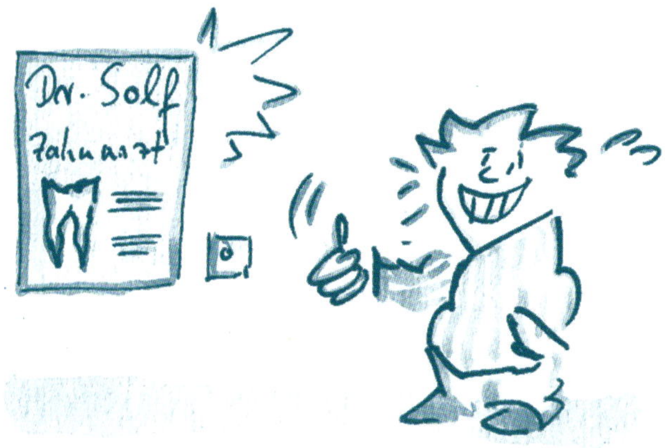

LF 12

Bildgebende Verfahren und Strahlenschutzmaßnahmen anwenden

Röntgenstrahlen
BA → S. 466/
JB 3 → S. 274

1 Nennen Sie die Anteile des Körpers, die durch Röntgenstrahlen auf dem Röntgenbild dargestellt werden.

______________________ ______________________

2 Auf einem Röntgenbild können Aufhellungen und Verschattungen unterschieden werden.
Erklären Sie beide Begriffe.

Aufhellung: ______________________

Verschattungen: ______________________

3 Welche der untenstehenden Strukturen auf dem Röntgenbild bezeichnet man als Aufhellung, welche als Verschattung? Verbinden Sie die richtige Zuordnung.

1. Aufhellung

2. Verschattung

a) Vollgusskrone
b) Karies
c) entzündete Kieferhöhle
d) apikale Ostitis
e) Zyste
f) Wurzelkanalfüllung

4 Nennen Sie Eigenschaften von Röntgenstrahlen, durch die sich Röntgenstrahlen von sichtbarem Licht unterscheiden. Röntgenstrahlen ...

______________________ ______________________

______________________ ______________________

5 Nennen Sie Eigenschaften, die Röntgenstrahlen und sichtbares Licht gemeinsam haben.
Röntgenstrahlen und (sichtbare) Lichtstrahlen ...

____

____

____

____

6 Welche Aussage zum Abstand-Quadrat-Gesetz ist richtig? Kreuzen Sie an.

☒

A) ☐ Mit zunehmendem Abstand wird die bestrahlte Fläche quadratischer.

B) ☐ Die Intensität der Röntgenstrahlung steigt mit dem Quadrat des Abstands (m^2).

C) ☐ Bei einem quadratischen Nutzstrahlenbündel ist ein geringerer Abstand der Röntgenröhre möglich.

D) ☐ Die Intensität der Röntgenstrahlung verringert sich mit dem Quadrat des Abstands (m^2).

E) ☐ Je größer der Abstand der Strahlenquelle, desto kleiner ist die bestrahlte Fläche.

7 Beschriften Sie die nebenstehende Abbildung einer Röntgenröhre.

1 ______________________________

2 ______________________________

3 ______________________________

4 ______________________________

5 ______________________________

6 ______________________________

7 ______________________________

8 ______________________________

9 ______________________________

10 ______________________________

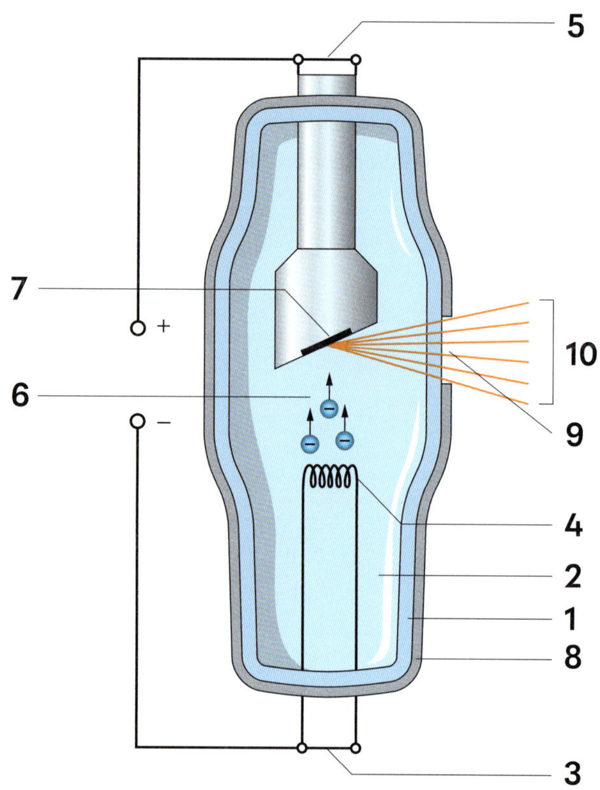

8 Ergänzen Sie das untenstehende Kreuzworträtsel zur Röntgenröhre und den Röntgenstrahlen. (Ö = Ö; Ü = Ü)

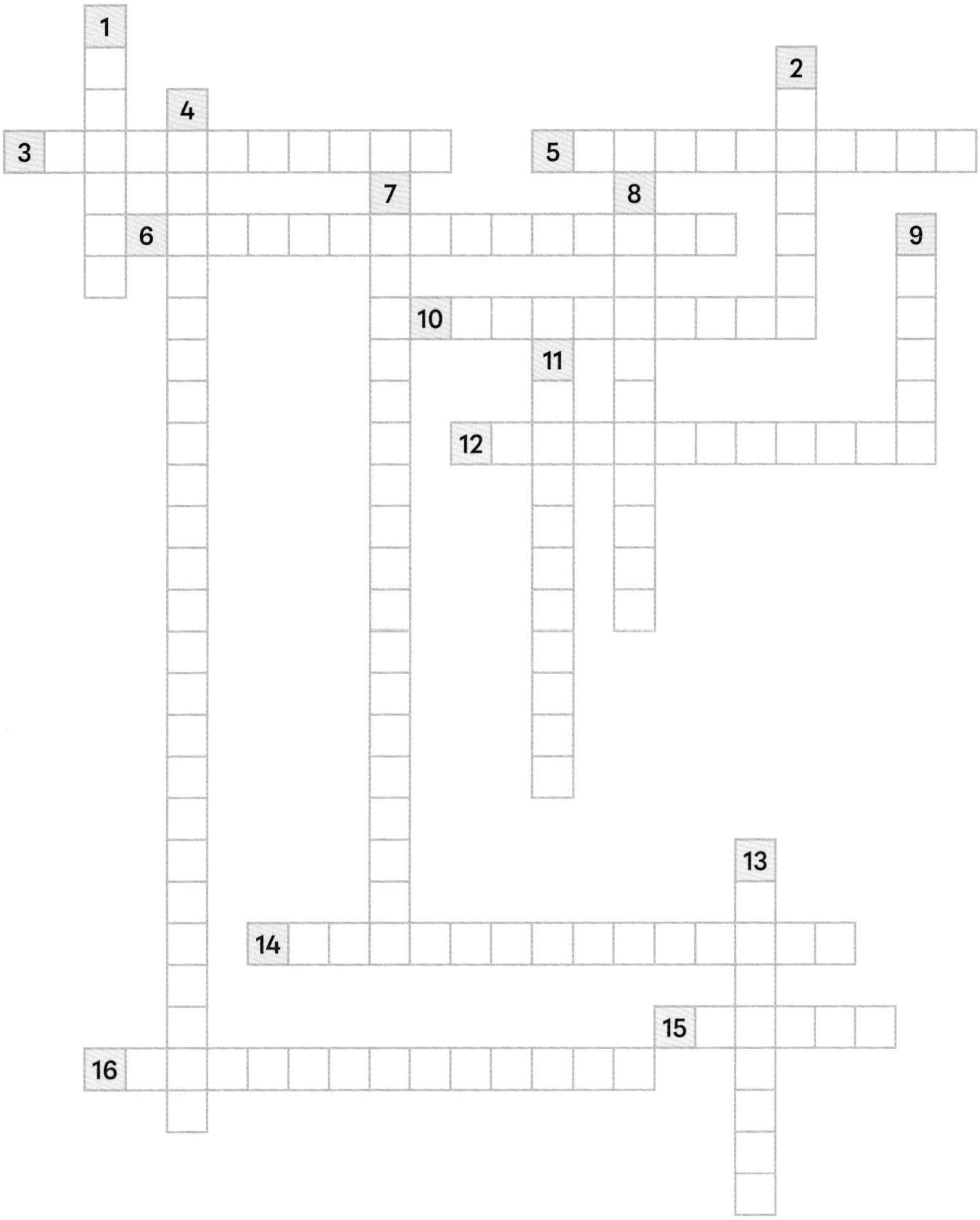

Waagerecht:

3 äußere Begrenzung der Röntgenröhre
5 strahlendichte Umhüllung der Röntgenröhre
6 elektrische Spannung zwischen Glühkathode und Anode
10 Strom, der die Kathode zum Glühen bringt
12 negativer Pol der Röntgenröhre, an dem die Elektronen freigesetzt werden
14 Oberfläche der Anode, an der die Elektronen abgebremst werden
15 Ort, an dem die Elektronen auf die Wolframscheibe treffen
16 der in der Mitte des Nutzstrahlenbündels verlaufende Strahl

Senkrecht:

1 Metallplatten, die die langwelligen (weichen) Röntgenstrahlen zurückhalten
2 luftleerer Raum
4 Öffnung, aus der die Röntgenstrahlen austreten
7 Röntgenstrahlen, die zur Bilderzeugung verwendet werden
8 Eigenschaft von Röntgenstrahlen
9 Hauptprodukt (99 %) der umgewandelten Bewegungsenergie der Elektronen
11 negativ geladene Teilchen
13 Einheit der Röhrenspannung

9 Ergänzen Sie die fehlenden Begriffe, sodass richtige Aussagen entstehen.

Aufgrund der ______________________ werden die negativ geladenen ______________________

in Richtung ______________________ beschleunigt und dort abgebremst.

Die Bewegungsenergie wird zu _____ % in ______________________ umgewandelt. Aus dem restlichen Anteil

der abgebremsten Bewegungsenergie entstehen die ______________________ .

Diese verlassen die mit Blei ummantelte Röntgenröhre durch das ______________________ .

Alle Röntgenstrahlen, die aus dem Röntgengerät austreten und für die Erstellung von Röntgenbildern

verwendet werden, bilden das ______________________ . In dessen Mitte (Zentrum)

verläuft der sogenannte ______________________ .

Analoges Röntgen
BA → S. 473/
JB 3 → S. 281

10 Benennen Sie die bezeichneten Anteile eines intraoralen Röntgenfilms.

1 ______________________

2 ______________________

3 ______________________

4 ______________________

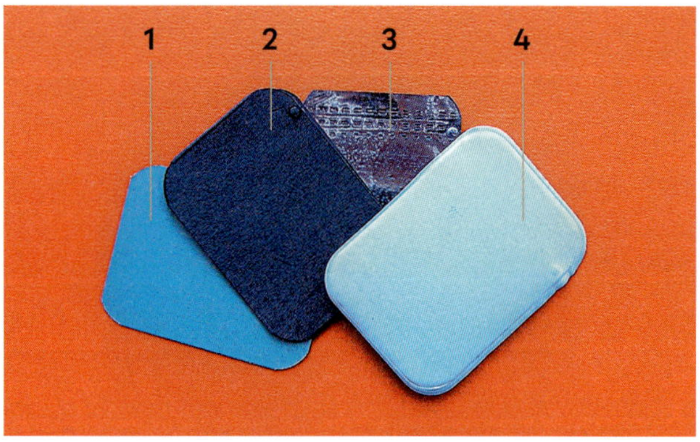

11 Welche beiden Aussagen zur bleihaltigen Metallfolie eines intraoralen Röntgenfilms sind richtig?

☒ ☒

A) ☐ Die Metallfolie verstärkt die Wirkung der Röntgenstrahlung.

B) ☐ Durch die Metallfolie wird das hinter dem Film liegende Gewebe geschützt.

C) ☐ Das Röntgenbild entsteht zuerst auf der Metallfolie.

D) ☐ Die Metallfolie befindet sich aus Strahlenschutzgründen auf der Vorderseite des Films.

E) ☐ Die Entsorgung der Metallfolien erfolgt über den Restmüll.

F) ☐ Die Metallfolie verhindert die rückwärtige Belichtung des Röntgenfilms durch Streustrahlung.

12 Intraorale Zahnfilme werden in verschiedenen Größen angeboten. Verbinden Sie die richtige Zuordnung.

1. Standardzahnfilm	**a)** 2,5 × 5,5 cm
2. kleiner Zahnfilm	**b)** 5,5 × 7,5 cm
3. Bissflügelzahnfilm	**c)** 3 × 4 cm
4. Aufbissfilm	**d)** 2 × 3 cm

13 Bevor die belichteten Zahnfilme betrachtet werden können, müssen diese in einem Entwicklungsautomaten entwickelt werden. Benennen Sie die verschiedenen Flüssigkeiten, die sich getrennt voneinander in einem Entwicklungsautomaten befinden.

1 ______________________________

2 ______________________________

3 ______________________________

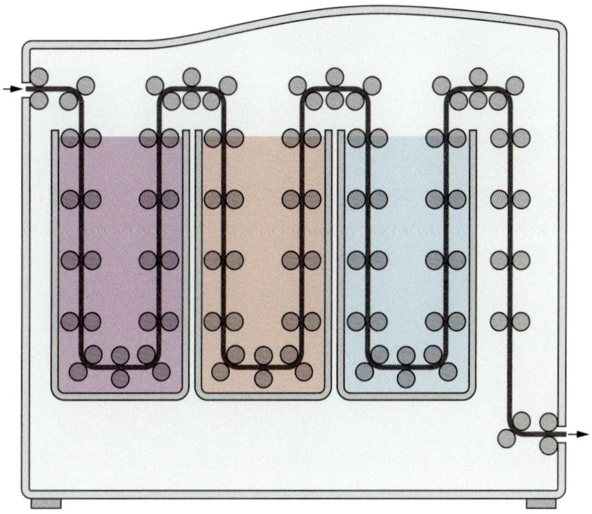

14 Erst nach der Entwicklung und Fixierung kann ein Röntgenfilm betrachtet werden. Verbinden Sie die richtigen Aussagen zur Entwicklung und Fixierung.

1. Entwicklung

2. Fixierung

a) Das Bild wird haltbar gemacht.

b) Die unbelichteten Silberbromidteilchen werden entfernt.

c) Die Nachbelichtung des Films wird verhindert.

d) Das Bild wird sichtbar.

e) Die belichteten Silberbromidteilchen werden in metallisches Silber umgewandelt.

15 Bei extraoralen Röntgenaufnahmen werden Filmkassetten verwendet, die Verstärkerfolien enthalten. Welche beiden Aussagen zu den Filmkassetten sind richtig?

☒ ☒

A) ☐ Der Röntgenfilm muss mindestens einmal im Monat gewechselt werden.

B) ☐ Die Verstärkerfolien führen zu einer stärkeren Strahlenbelastung des Patienten.

C) ☐ Die Röntgenstrahlen bewirken ein Aufleuchten der Verstärkerfolien.

D) ☐ Nach der Belichtung werden die Verstärkerfolien entwickelt.

E) ☐ Durch die Verstärkerfolien wird die Wirkung der Röntgenstrahlen verstärkt.

F) ☐ Verstärkerfolien werden nach der Aufnahme entsorgt.

Röntgenbild
BA → S. 484/
JB 3 → S. 292

16 Aus verschiedenen Gründen können Röntgenbilder zu hell oder zu dunkel sein. Kreuzen Sie in der untenstehenden Tabelle mögliche Ursachen für zu helle oder zu dunkle Röntgenbilder an.

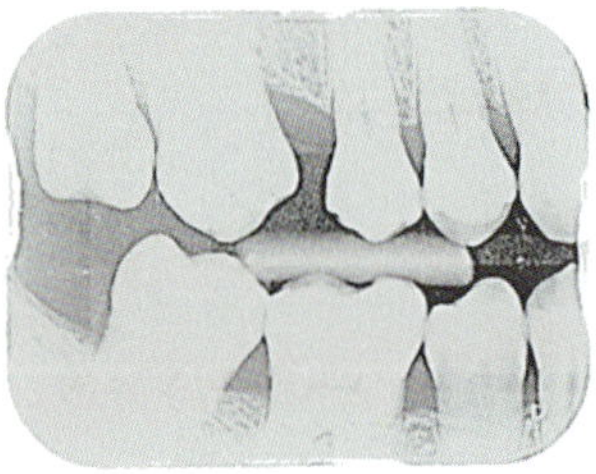

	Mögliche Ursachen	Bild zu dunkel	Bild zu hell
1	Entwickler zu konzentriert		
2	Röhrenspannung zu niedrig		
3	Entwicklungszeit zu lang		
4	Belichtungszeit zu lang		
5	Entwickler zu kalt		
6	Film zu unempfindlich		
7	Röhrenspannung zu hoch		
8	Entwicklungszeit zu kurz		
9	Entwickler zu warm		
10	Belichtungszeit zu kurz		
11	Film zu empfindlich		
12	Entwickler verbraucht		

17 Beim digitalen Röntgen unterscheidet man die direkte und die indirekte digitale Röntgentechnik. Vervollständigen Sie den untenstehenden Lückentext.

Bei der direkten digitalen Röntgentechnik wird in der Mundhöhle ein ____________________ verwendet, der über ein Kabel direkt mit dem ____________________ verbunden ist. Das Röntgenbild erscheint sofort nach dem Auslösen auf dem ____________________ des Computers.

Bei der indirekten digitalen Röntgentechnik wird in der Mundhöhle eine ____________________ verwendet. Diese wird nach der Belichtung durch einen ____________________ eingelesen. Danach erscheint dann das Röntgenbild auf dem ____________________ des Computers.

18 Welche Wirkung hat die hohe Empfindlichkeit der digitalen Bildträger?

____

____

19 Welche beiden Aussagen zum digitalen Röntgen sind richtig?

☒ ☒

A) ☐ Speicherfolien sind durch ein Kabel mit dem Computer verbunden.

B) ☐ Der Sensor wird nach der Belichtung mit einem Scanner ausgelesen.

C) ☐ Bei der indirekten digitalen Röntgentechnik wird ein Sensor verwendet.

D) ☐ Mit einem Scanner werden die Bildinformationen der Speicherfolien digitalisiert.

E) ☐ Speicherfolien und Sensoren sind kostengünstiger als analoge Röntgenfilme.

F) ☐ Bei der indirekten digitalen Röntgentechnik werden Speicherfolien verwendet.

20 Nennen Sie fünf Vorteile und fünf Nachteile der digitalen Röntgentechnik gegenüber dem analogen Röntgen.

Vorteile der digitalen Röntgentechnik	Nachteile der digitalen Röntgentechnik
1	1
2	2
3	3
4	4
5	5

21 Ergänzen Sie das untenstehende Kreuzworträtsel zur den analogen und digitalen Bildträgern. (Ä = Ä; Ü = Ü)

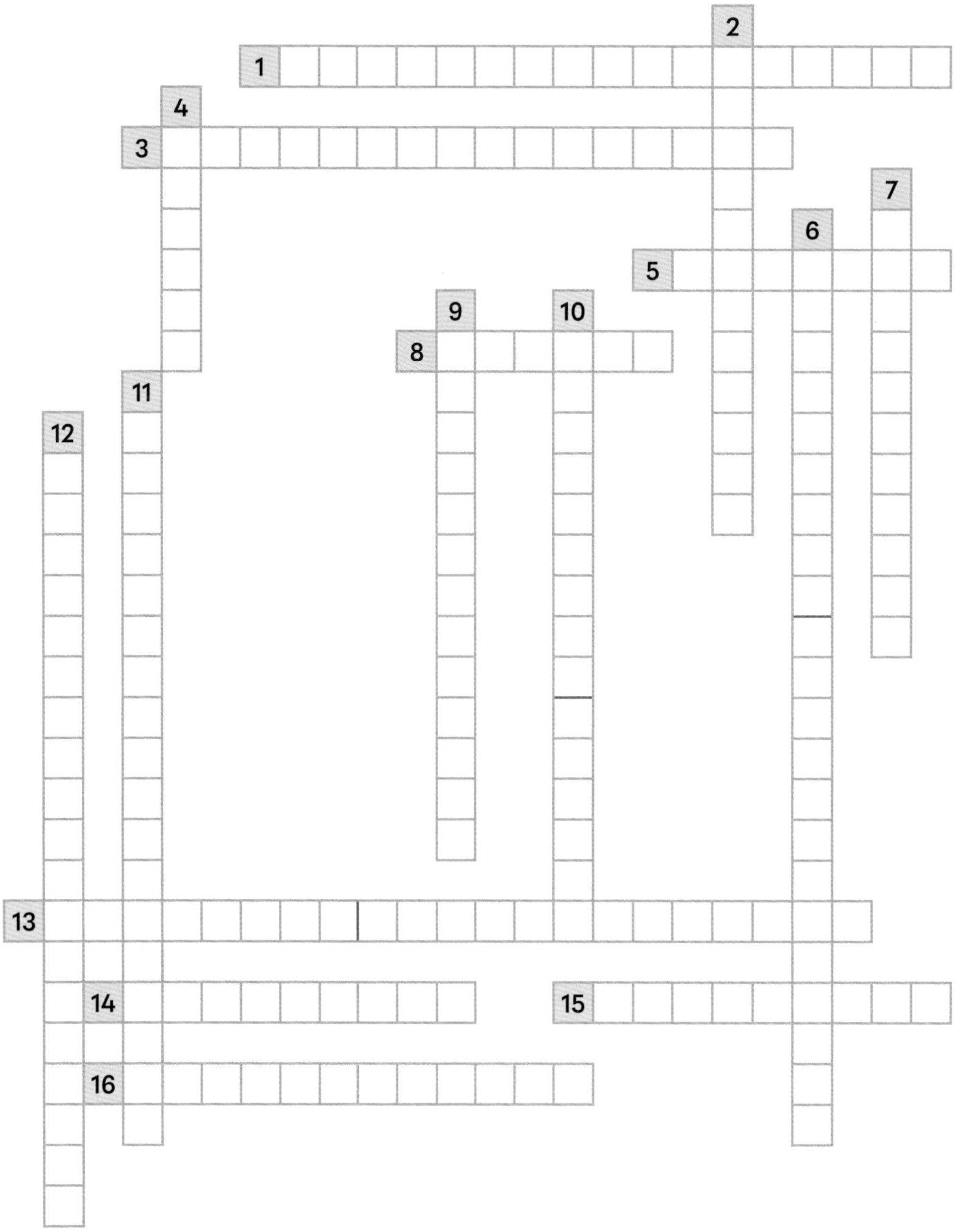

Waagerecht:

1 Arbeitsschritt der Röntgenfilmentwicklung, der bei der Entwicklung in einem Entwicklungsautomaten entfällt
3 Zahnfilm der Größe 3 × 4 cm
5 Orientierungshilfe zur Unterscheidung der Vorder- und Rückseite eines Röntgenfilms
8 Bildträger beim direkten digitalen Röntgen
13 Vorteil des digitalen Röntgens für den Behandler
14 Arbeitsschritt der Röntgenfilmentwicklung
15 Bestandteil eines intraoralen Röntgenfilms
14 Gerät zum Einlesen von Speicherfolien

Senkrecht:

2 Hauptbestandteil der lichtempfindlichen Schicht eines Röntgenfilms
4 Metall, in das die belichteten Silberbromidteilchen bei der Entwicklung umgewandelt werden
6 Vorteil des digitalen Röntgens für die Patientin
7 Arbeitsschritt der Röntgenfilmentwicklung
9 Bildträger beim indirekten digitalen Röntgen
10 Schutz des Films vor Belichtung durch Außenlicht
11 Zahnfilm zur Diagnostik von Approximalkaries
16 Gerät zur Entwicklung von Zahnfilmen

Aufnahmetechniken
BA → S. 476/
JB 3 → S. 284

22 Welche Aussagenkombination zur Einstellung des Nutzstrahlenbündels ist richtig?

1. Bei der orthoradialen Einstellung verläuft der Zentralstrahl am darzustellenden Zahn senkrecht zur Tangente des Zahnbogens.

2. Bei einer distalexzentrischen Einstellung wird der Tubus in der Horizontalen nach distal verschoben.

3. Bei einer orthoradialen Einstellung werden die Approximalräume ohne Überlappung dargestellt.

4. Durch eine exzentrische Einstellung können bei einer Kontrollaufnahme nach Wurzelkanalfüllung an Zahn 24 beide Wurzelkanalfüllungen dargestellt werden.

5. Bei einer exzentrischen Einstellung unterscheidet man die mesialexzentrische und die distalexzentrische Einstellung.

A) ☐ Aussage 1 und 4 sind richtig.

B) ☐ Aussage 1, 2 und 5 sind richtig.

C) ☐ Aussage 2, 3 und 4 sind richtig.

D) ☐ Aussage 3, 4 und 5 sind richtig.

E) ☐ Alle Aussagen sind richtig.

23 Welche beiden Aussagen zu den Aufnahmetechniken sind richtig?

☒ ☒

A) ☐ Bei extraoralen Aufnahmetechniken befindet sich der Bildträger innerhalb der Mundhöhle.

B) ☐ Der Bildträger sollte für eine maßstabsgerechte Abbildung direkt am Zahn anliegen.

C) ☐ Durch den Visierring des Filmhalters wird der Bildträger in der richtigen Position gehalten.

D) ☐ Wird eine Aufnahmetechnik ohne Filmhalter angewendet, hält der Patient den Visierring mit der Hand.

E) ☐ Bei intraoralen Aufnahmetechniken befindet sich der Bildträger innerhalb der Mundhöhle.

F) ☐ Je größer der Abstand zwischen dem Bildträger und dem Zahn ist, desto kleiner ist die Abbildung des Zahnes.

24 Nennen Sie sechs intraorale Röntgentechniken.

1 ______________________ 4 ______________________

2 ______________________ 5 ______________________

3 ______________________ 6 ______________________

25 Bei der Paralleltechnik liegt die Bildträgerebene parallel zur Zahnachse, wobei der Zentralstrahl senkrecht zu beiden Ebenen verläuft. Zeichnen und beschriften Sie in der untenstehenden Abbildung die Bildträgerebene, die Zahnachse sowie die Lage des Zentralstrahls.

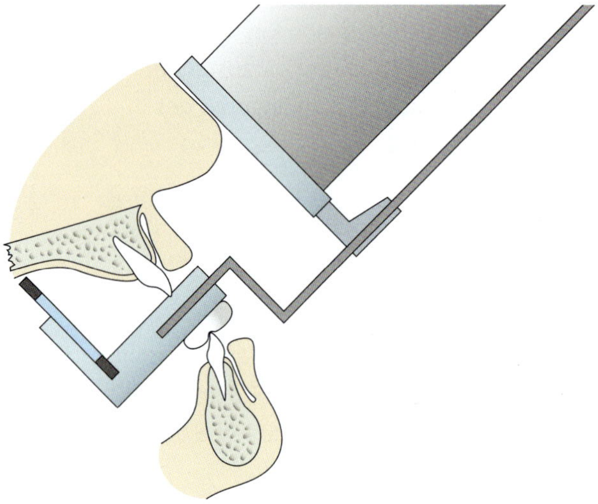

26 Beschreiben Sie die Einstellung des Zentralstrahls bei der Halbwinkeltechnik.

____

____

27 Zeichnen und beschriften Sie in der untenstehenden Abbildung der Halbwinkeltechnik die Zahnachse, die Bildträgerebene, die Winkelhalbierende und den Zentralstrahl.

1 Zentralstrahl

2 Zahnachse

3 Bildträgerebene

4 Winkelhalbierende

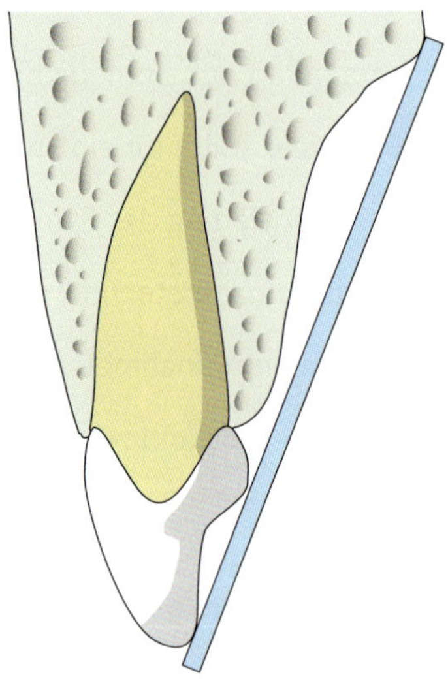

28 Welche Aussagenkombination zur Technik nach Le Master ist richtig?

1. Die Technik nach Le Master wird für die Darstellung der Seitenzähne des Unterkiefers eingesetzt.
2. Bei der Technik nach Le Master wird zwischen Zahn und Bildträgerebene eine Watterolle eingelegt.
3. Die Erhöhung der Röhrenspannung verhindert bei der Technik nach Le Master die Überlagerung der Wurzelspitzen durch das Jochbein.
4. Aufgrund der eingelegten Watterolle verläuft der Zentralstrahl flacher als bei der Halbwinkeltechnik ohne Watterolle.
5. Zur korrekten Einstellung des Zentralstrahls wird bei der Le-Master-Technik ein Filmhalter verwendet.

A) ☐ Aussage 1 und 2 sind richtig.

B) ☐ Aussage 1, 2 und 5 sind richtig.

C) ☐ Aussage 2 und 4 sind richtig.

D) ☐ Aussage 2 und 5 sind richtig.

E) ☐ Alle Aussagen sind richtig.

29 Ergänzen Sie die Bildträgerebene und die Lage der Watterolle bei der untenstehenden Abbildung der Le-Master-Technik.

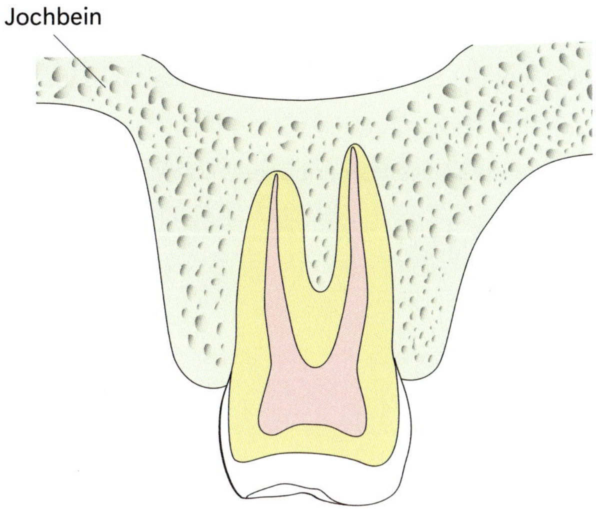

30 Erläutern Sie, wie bei einer Bissflügelaufnahme die Röntgenstrahlen zu den Seitenzähnen verlaufen müssen.

31 Welche beiden Aussagen zur Bissflügelaufnahme sind richtig?

☒ ☒

A) ☐ Mit einer Bissflügelaufnahme kann eine korrekte Wurzelfüllung dokumentiert werden.
B) ☐ Die Bissflügelaufnahme dient der Kariesdiagnostik im Frontzahnbereich.
C) ☐ Auf einer Bissflügelaufnahme zeigt sich eine Karies als approximale Aufhellung.
D) ☐ Die Bissflügelaufnahme wird auch zur Diagnose von Speichelsteinen eingesetzt.
E) ☐ Eine Bissflügelaufnahme kann nur mit digitalen Bildträgern erstellt werden.
F) ☐ Auf einer Bissflügelaufnahme sind die Kronen der Seitenzähne beider Kiefer dargestellt.

32 Erläutern Sie, wie Sie bei der Verwendung eines Filmhalters die korrekte Einstellung des Tubus kontrollieren.

____

____

____

33 Welche Aussage zur Aufbissaufnahme ist richtig?

☒

A) ☐ Bei einer Aufbissaufnahme wird ein Filmhalter mit Visierring verwendet.
B) ☐ Die Aufbissaufnahme des Unterkiefers wird mit einem Standardzahnfilm durchgeführt.
C) ☐ Mit einer OK-Aufbissaufnahme kann die Lage von verlagerten Eckzähnen dargestellt werden.
D) ☐ Die UK-Aufbissaufnahme zählt zu den extraoralen Röntgentechniken.
E) ☐ Die Aufbissaufnahme dient der Diagnostik von Approximalkaries im Seitenzahnbereich.

34 Welche Aussage zur Einblendung des Nutzstrahlenbündels ist richtig?

1. Durch die Einblendung wird die Intensität der Röntgenstrahlen erhöht.
2. Eine Einblendung ist bei Verwendung von Filmhaltern sinnvoll.
3. Eine Einblendung ist für alle intraoralen Röntgentechniken geeignet.
4. Die Einblendung erhöht die Schärfe der Röntgenbilder.
5. Durch die Einblendung wird die Strahlendosis des Patienten reduziert.

A) ☐ Aussage 1 und 2 sind richtig.
B) ☐ Aussage 1, 2 und 5 sind richtig.
C) ☐ Aussage 2 und 4 sind richtig.
D) ☐ Aussage 2 und 5 sind richtig.
E) ☐ Alle Aussagen sind richtig.

35 Ergänzen Sie das untenstehende Kreuzworträtsel zur den intraoralen Röntgentechniken. (Ü = Ü)

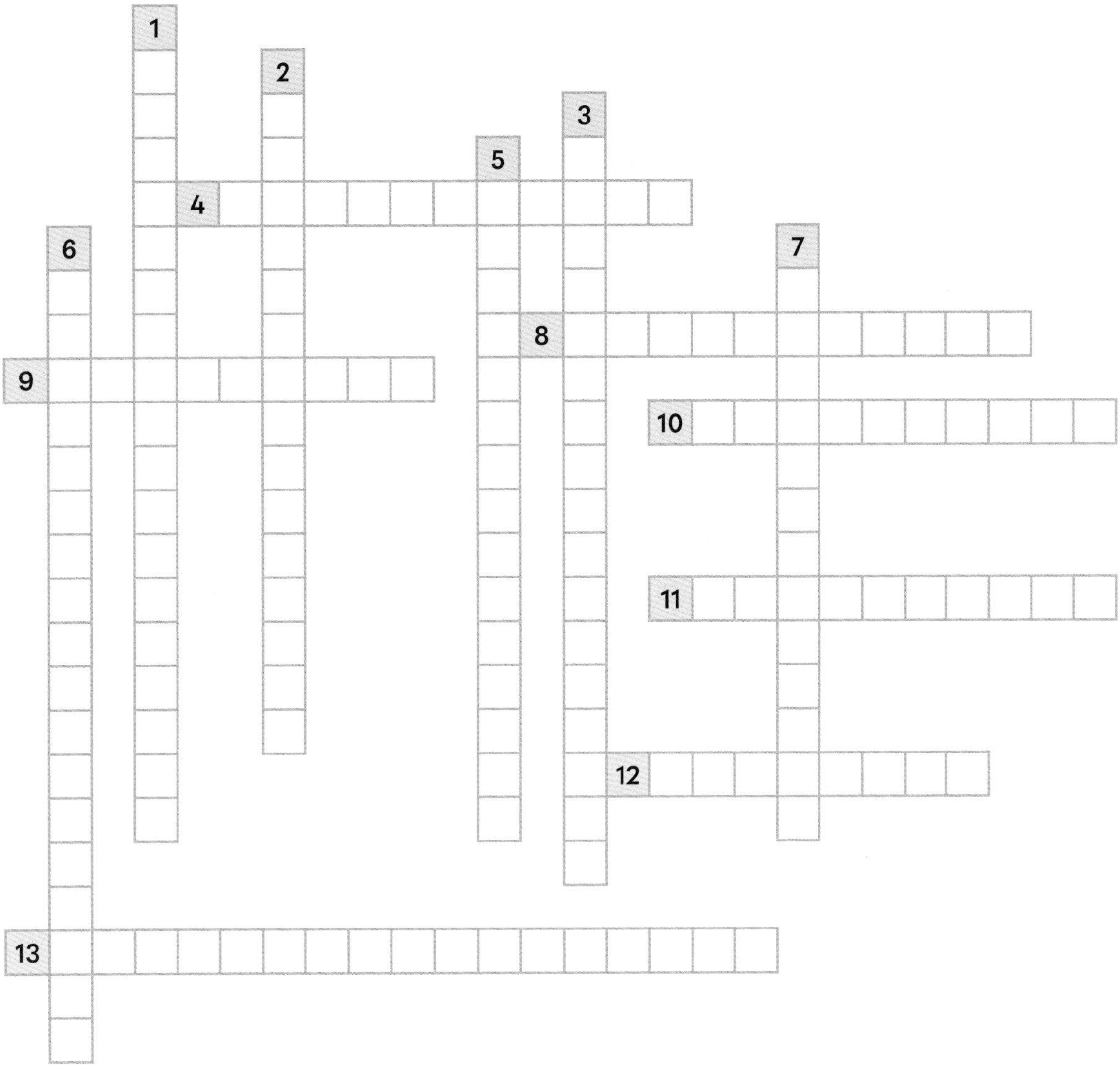

Waagerecht:

4 Einstellung des Röntgentubus, bei der der Zentralstrahl senkrecht zur Tangente des Zahnbogens am entsprechenden Zahn verläuft

8 Reduzierung des Nutzstrahlenbündels auf die Größe des Bildträgers zur Verringerung der Strahlendosis

9 Verlauf des Zentralstrahls zur Winkelhalbierenden bei der Halbwinkeltechnik

10 Hilfsmittel bei der Röntgentechnik nach Le Master

11 Hilfsmittel zur Einstellung bei der Paralleltechnik

12 Schädelknochen, der beim Röntgen von OK-Molaren in Halbwinkeltechnik die Wurzelspitzen überlagert

13 Röntgentechnik, bei der der Patient den Bildträger mit dem Finger hält

Senkrecht:

1 Röntgentechnik, bei der Filmhalter und Tubus fest verbunden sind

2 Röntgentechnik mit Filmhalter, bei der die Zahnachse und die Bildträgerebene parallel zueinander sind

3 Ebene, die bei der Halbwinkeltechnik den Winkel zwischen Zahnachse und Bildträgerebene teilt

5 Röntgenaufnahme zur Darstellung verlagerter Eckzähne

6 Röntgenaufnahme zur Diagnostik von Approximalkaries

7 der in der Mitte des Nutzstrahlenbündels verlaufende Strahl

36 Nennen Sie vier extraorale Röntgentechniken.

37 Erläutern Sie, auf welche Weise bei Filmkassetten die Wirkung der Röntgenstrahlung verstärkt wird.

38 Welche Aussagenkombination zum Orthopantomogramm (OPG) ist richtig?

1. Das Orthopantomogramm wird zur kieferorthopädischen Diagnostik eingesetzt.
2. Mithilfe eines Orthopantomogramms kann eine Entzündung der Kieferhöhle festgestellt werden.
3. In der Filmkassette befindet sich auf der Rückseite eine Bleifolie.
4. Mit einem Orthopantomogramm können verlagerte Eckzähne des Oberkiefers dargestellt werden.
5. Die Einstellung der Kopfposition der Patientin erfolgt nach der Frankfurter Horizontalen.

A) ☐ Aussage 1 und 2 sind richtig.

B) ☐ Aussage 1, 3 und 4 sind richtig.

C) ☐ Aussage 2 und 4 sind richtig.

D) ☐ Aussage 2 und 5 sind richtig.

E) ☐ Alle Aussagen sind richtig.

39 Erläutern Sie, aus welchen Gründen Fernröntgenseitenaufnahmen angefertigt werden.

40 Ergänzen Sie das untenstehende Kreuzworträtsel zur den extraoralen Röntgentechniken. (Ä = Ä; Ö = Ö; Ü = Ü)

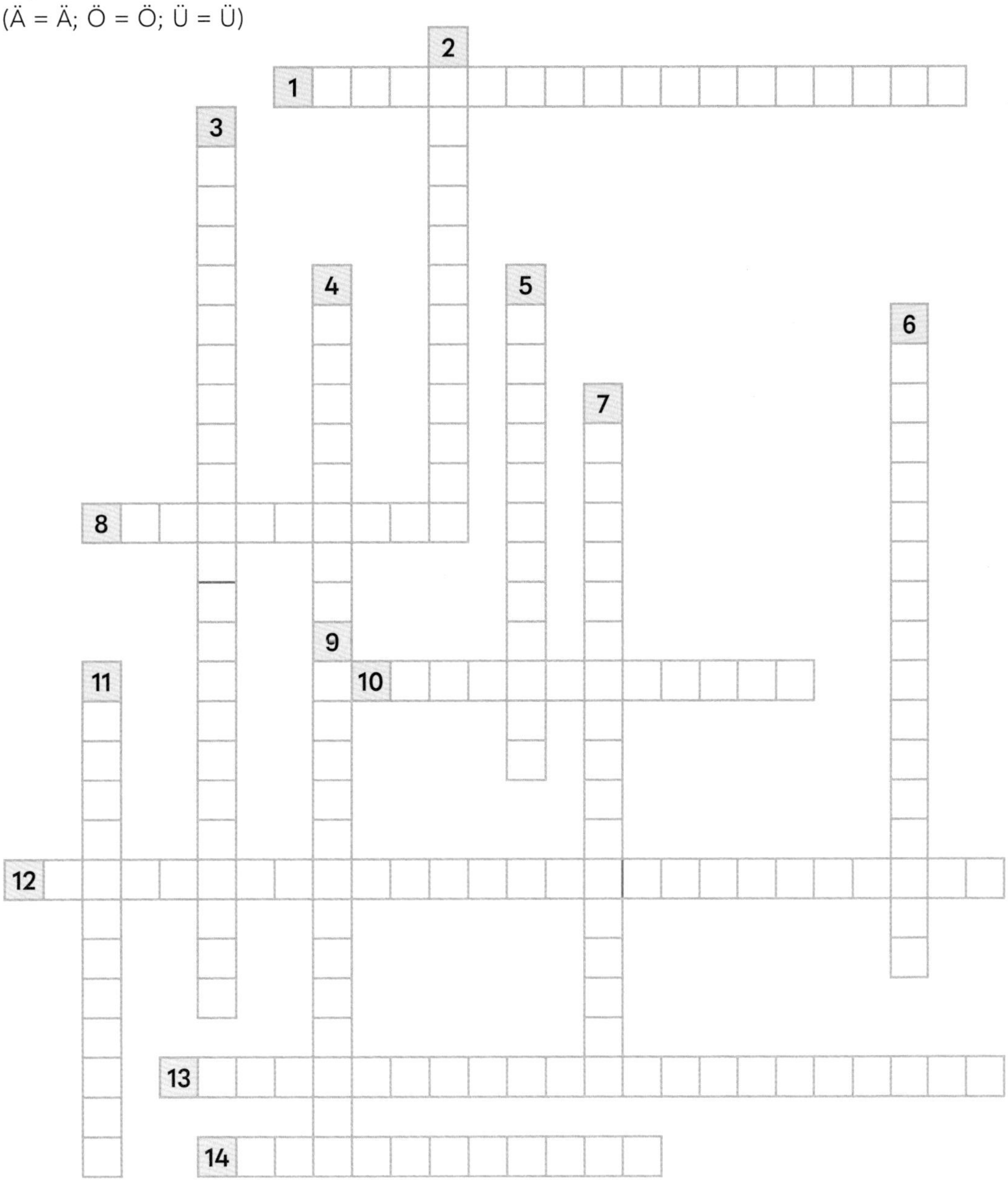

Waagerecht:

1 Übersichtsaufnahme beider Kiefer
8 Anteil eines intraoralen Zahnfilms, der als Sondermüll entsorgt werden muss
10 Hilfsmittel zur Dokumentation von angefertigten Röntgenaufnahmen (keine Verpflichtung für das Bereitstellen und Anbieten)
12 Indikation für eine Röntgenaufnahme, wenn der gesundheitliche Nutzen größer ist als das Strahlenrisiko
13 Röntgenaufnahme des Schädels zu kieferorthopädischen Zwecken
14 Hilfsmittel zum Schutz von strahlensensiblen Organen des Patienten

Senkrecht:

2 extraorale Röntgenaufnahme, um das Kieferwachstum eines Kindes abzuschätzen
3 Ebene am Schädel des Patienten zur korrekten Positionierung vor Anfertigung eines OPGs
4 Einheit der Röhrenspannung
5 lichtdichter Behälter für den Film bei extraoralen Aufnahmen
6 Bestandteile von Filmkassetten für extraorale Aufnahmen zur Reduzierung der Strahlenbelastung des Patienten
7 Hygienemaßnahme nach dem Röntgen
9 Schädelanteile, die bei einem OPG auch dargestellt werden
11 Schädelanteile, die bei einem OPG auch dargestellt werden

41 In der Strahlentherapie und im Strahlenschutz werden verschiedene Dosisbegriffe verwendet. Verbinden Sie die richtige Zuordnung.

1. Energiedosis	**a)** Ladungsmenge pro Masseeinheit, die durch ionisierende Strahlung in der Luft erzeugt wird
2. Ionendosis	**b)** Multiplikation der Energiedosis mit dem Bewertungsfaktor der biologischen Wirksamkeit ionisierender Strahlung
3. Äquivalentdosis	**c)** Multiplikation der Organdosis mit dem Gewebewichtungsfaktor
4. effektive Dosis	**d)** Energiemenge, die von einem Menschen während der Bestrahlung pro kg Körpergewebe aufgenommen wird

42 Nennen Sie vier strahlenempfindliche Gewebe oder Organe.

______________________ ______________________

______________________ ______________________

43 Welche Aussagenkombination zu den möglichen Strahlenschäden durch ionisierende Strahlung ist richtig?

1. Somatische Strahlenschäden betreffen Zellen bzw. Gewebe des Körpers.	**A)** ☐ Aussage 1 und 2 sind richtig.
2. Strahlenschäden, die zu embryonalen Fehlbildungen führen, bezeichnet man als teratogene Strahlenschäden.	**B)** ☐ Aussage 1, 4 und 5 sind richtig.
3. Während des ersten Drittels der Schwangerschaft sind mögliche Strahlenschäden für das Ungeborene besonders schwerwiegend.	**C)** ☐ Aussage 2 und 4 sind richtig.
4. Zu den somatischen Strahlenschäden zählen Verbrennungen der Haut.	**D)** ☐ Aussage 2 und 5 sind richtig.
5. Genetische Strahlenschäden betreffen das Erbgut.	**E)** ☐ Alle Aussagen sind richtig.

44 In der zahnärztlichen Praxis ist der Strahlenschutzverantwortliche für die Einrichtung von Strahlenschutzbereichen zuständig. Definieren Sie den Kontrollbereich.

____

____

____

45 Nach der Anfertigung von Röntgenaufnahmen sind Aufzeichnungen zu erstellen.
Nennen Sie die erforderlichen Angaben dieser Aufzeichnungen.

46 Konstanzprüfungen müssen regelmäßig zur Qualitätssicherung durchgeführt werden.
Verbinden Sie die richtige Zuordnung.

1. Konstanzprüfung der Filmverarbeitung	**a)** monatlich
2. Konstanzprüfung des Röntgengerätes	**b)** arbeitstäglich
3. Konstanzprüfung der Dunkelkammer	**c)** arbeitswöchentlich
4. Konstanzprüfung des Befundungsmonitors	**d)** jährlich

47 Erläutern Sie die Konstanzprüfung der Filmverarbeitung.

____

____

____

48 Wie lange müssen Röntgenaufnahmen und die dazugehörigen Aufzeichnungen aufbewahrt werden?

volljährige Patienten: ______________________________

minderjährige Patienten: ______________________________

49 Für verschiedene Maßnahmen gelten nach dem Strahlenschutzgesetz und der Strahlenschutzverordnung vorgeschriebene Fristen. Verbinden Sie die richtige Zuordnung.

1. erweiterte Überprüfung des Befundungsmonitors (für Geräte ab 01. 05. 2015)	**a)** jährlich
2. Unterweisung des Praxispersonals	**b)** fünf Jahre
3. Aktualisierung der Kenntnisse im Strahlenschutz	**c)** halbjährlich
4. Aufbewahrung von Konstanzprüffilmen	**d)** alle fünf Jahre

50 Ergänzen Sie das untenstehende Kreuzworträtsel zu den Themenbereichen Konstanzprüfungen, Strahlenschutzbereiche und Dosis. (Ä = Ä; Ö = Ö; Ü = Ü)

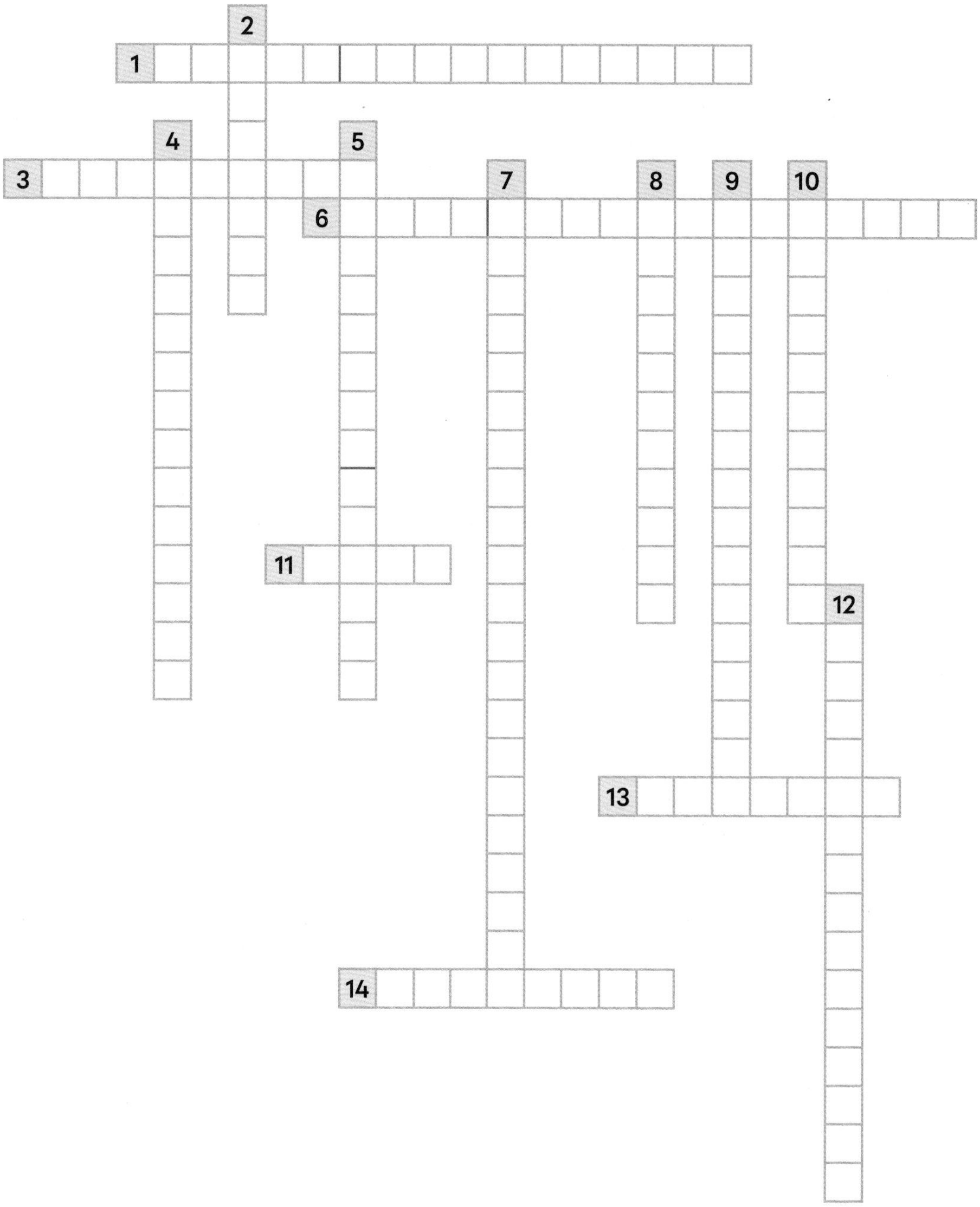

Waagerecht:

1 strahlenempfindliches Gewebe
3 Häufigkeit der Konstanzprüfung der Röntgenröhre
6 Toleranz beim Vergleich der Prüfkörperaufnahme mit der Referenzaufnahme
11 Einheit der Energiedosis
13 Einheit der effektiven Dosis von Röntgenstrahlen
14 Häufigkeit der Konstanzprüfung der Dunkelkammer

Senkrecht:

2 Häufigkeit der Konstanzprüfung des Befundungsmonitors
4 Prüfung der Röntgenanlage durch den Lieferanten oder Hersteller vor Inbetriebnahme
5 Begleitperson des Patienten, die während der Erstellung der Röntgenaufnahme dem Patienten behilflich ist
7 Rechnungsfaktor, der bei der Errechnung der effektiven Dosis die unterschiedliche Strahlenempfindlichkeit der Gewebe berücksichtigt
8 Häufigkeit der Konstanzprüfung der Filmverarbeitung
9 Prüfkörperaufnahme der Abnahmeprüfung
10 strahlenempfindliches Organ
12 Bereich, bei dem die jährlich zu erwartende effektive Dosis > 6 mSv beträgt

Stichwortverzeichnis

Abkürzungsverzeichnis

AIDS	acquired immunodeficiency sydrome (engl.)
AIT	antiinfektiöse Therapie
API	Approximalraum-Plaque-Index
ArbSchG	Arbeitsschutzgesetz
ASS	Acetylsalicylsäure
ATG	Aufklärungs- und Therapiegespräch
BEV	Befundevaluation
BioStoffV	Biostoffverordnung
BtM	Betäubungsmittel
BtMG	Betäubungsmittelgesetz
BtMVV	Betäubungsmittel-Verschreibungsverordnung
BZÄK	Bundeszahnärztekammer
CHX	Chlorhexidin
CO_2	Kohlenstoffdioxid
CPT	chirurgische Parodontaltherapie
D-Arzt	Durchgangsarzt
DMF-T, dmf-t	decayed-missing-filled-tooth
DNA	deoxyribonucleic acid, Desoxyribonukleinsäure
DVT	Digitale Volumentomografie
EDTA	ethylene diamine tetraacetic acid, Ethylendiamintetraessigsäure
EKG	Elektrokardiogramm
Endo	Endodontie, Endodontologie
FDI	Fédération Dentaire Internationale
FRS	Fernröntgenseitenaufnahme
GefStoffV	Gefahrstoffverordnung
GIZ	Glasionomerzement
H_2O_2	Wasserstoffperoxid
HbA_{1c}	Hämoglobin A_{1c}
IfSG	Infektionsschutzgesetz
INR	International Normalized Ratio
KFO	Kieferorthopädie
LZÄK	Landeszahnärztekammer
M.	Musculus
MAV	Mund-Antrum-Verbindung
MedGV	Medizingeräteverordnung
Mm.	Musculi
mmHG	Millimeter Quecksilber
MPBetreibV	Medizinprodukte-Betreiberverordnung
MPDG	Medizinprodukterecht-Durchführungsgesetz
MRSA	mulitresistenter Staphylococcus aureus, methicillinresistenter Staphylococcus aureus
N.	Nervus
NaCl	Natriumchlorid, Kochsalz
NaOCl	Natriumhypochlorit
NBS	Nursing-Bottle-Syndrom
NEM	Nicht-Edelmetall
Nn.	Nervi
OK	Oberkiefer
OP	Operation
OPG	Orthopantomogramm
PA-	Parodontal-
PBI	Papillen-Blutungsindex
PCD	Prozess Challenge Device
ppm	parts per million (Teile pro Million)
PSI	parodontaler Screenig-Index
PZR	professionelle Zahnreinigung
RDA	Radioactive Dentin Abrasion; relative dentin abrasion
RDG	Reinigungs- und Desinfektions-Gerät
RKI	Robert Koch-Institut
RNA	ribonucleic acid, Ribonukleinsäure
RR	Riva-Rocci
SBI	Sulkus-Blutungsindex
Sv	Sievert
TRBA	Technische Regeln für biologische Arbeitsstoffe
UK	Unterkiefer
UPT	unterstützende Parodontitistherapie
UVV	Unfallverhütungsvorschriften
VAH	Verbund für Angewandte Hygiene
WHO	World Health Organization, Weltgesundheitsorganisation
WSR	Wurzelspitzenresektion
ZA	Zahnarzt
ZFA	Zahnmedizinische Fachangestellte / Zahnmedizinischer Fachangestellter
ZMF	Zahnmedizinische Fachassistentin / Zahnmedizinischer Fachassistent
ZMP	Zahnmedizinische Prophylaxeassistentin / Zahnmedizinischer Prophylaxeassistent
ZNS	zentrales Nervensystem, Zentralnervensystem

Bildquellenverzeichnis

S. 5 u.: Cornelsen / Werner Krüper; **S. 8** o. r. + u. m.: Cornelsen / Jörg Mair; **S. 9** o.: Cornelsen / Gerda Raichle; u.: Cornelsen / Jörg Mair; **S. 12** u.: Cornelsen / Jörg Mair; **S. 13** o. r.: Cornelsen / Natascha Welz; **S. 15** m.: Cornelsen / Jörg Mair; **S. 16** o. m.: Cornelsen / Jörg Mair; **S. 18** o. l.: Cornelsen / Jörg Mair, m.: Cornelsen / Gerda Raichle; **S. 19** o. r.: Cornelsen / Jörg Mair, l.: Cornelsen / PER Medien+Marketing; Illu: Jörg Mair; **S. 31** m. u.: Shutterstock.com / Migren art; **S. 40** u.: Cornelsen / Jörg Mair; **S. 41** o. r.: Cornelsen / Natascha Welz; **S. 44** u.: Cornelsen / Jörg Mair; **S. 45** u.: Cornelsen / Werner Krüper; **S. 46** u. r.: Cornelsen / Natascha Welz; **S. 49** u. r., S. 50 m., **S. 51** o. r., **S. 53** m., **S. 54** o.: Cornelsen / Jörg Mair; **S. 57** o.: Cornelsen / Gerda Raichle; **S.66** o. l. + u. l.: Cornelsen / Werner Krüper, m.: Cornelsen / Jens Schünemann; **S. 67** l.: Cornelsen / Jens Schünemann; **S. 68** u. r.: Cornelsen / PER Medien+Marketing; Foto: Werner Krüper; **S. 69** o. l. (a + b): Cornelsen / PER Medien+Marketing; Illu: Gabriele Heinisch; o. r. (c + d): Cornelsen / Jörg Mair; **S. 70** u. r., S. 74 m.: Cornelsen / Natascha Welz; **S. 75** / 1, 2, 3, 4, 5, 7: Dr. Bernhard Drüke, 6: Cornelsen / Jörg Mair; **S. 79** m. r.: Natascha Welz; S. 86 m. r.: Cornelsen / Natascha Welz; **S. 87** u.: Cornelsen / Jörg Mair; **S. 88** o.: Cornelsen / Gerda Raichle; **S. 90** m. r.: Shutterstock.com / Butsaya, u. r.: Cornelsen / Werner Krüper; **S. 91** u. r., **S. 93** o. r., **S. 97** m. r., S. 98 o. r.: Cornelsen / Jörg Mair; **S. 100** o.: Cornelsen / Gerda Raichle, m. r.: Cornelsen / PER Medien+Marketing, u. r.: Cornelsen / PER Medien+Marketing; **S. 101** / a: Shutterstock.com / botazsolti, b: Shutterstock.com / Kasama Kanpittaya, m.: Cornelsen / PER Medien+Marketing; **S. 102** o. l.: Shutterstock.com / trailak amtim, o. m. + o. r.: Shutterstock.com / Kasama Kanpittaya; **S. 104** m. r.: Cornelsen / Werner Krüper; **S. 104** u. r.: Cornelsen / Jörg Mair; **S. 105** l.: Cornelsen / Angelika Kramer; **S. 107** o. r.: Cornelsen / Jörg Mair, m. r.: Cornelsen / Gerda Raichle; **S. 109** o. l.: Cornelsen / Werner Krüper (Sonde), Dr. Jochen Eble (Scaler), o. m.: Waltraud Hollstein (Kürette), o. r.: Dr. Susanne, Handtmann (Küretten); **S. 111** o. l.: Shutterstock.com / Subbotina Anna, o. r.: Shutterstock.com / zlikovec, m. l.: Shutterstock.com / New Africa, m. r.: Shutterstock.com / Tatjana Baibakova; **S. 114** o.: Cornelsen / Werner Krüper, m. r.: Cornelsen / Jörg Mair; **S. 115** m.: Cornelsen / Gabriele Heinisch; **S. 116** m.: Cornelsen / Jörg Mair; **S. 120** m. r.: Cornelsen / Jörg Mair; **S. 126** m. u.: Cornelsen / Jörg Mair, m. r.: CompuGroup Medical (CGM) Deutschland (frontaler offener Biss); **S. 129** aktive Plattenapparatur: stock.adobe.com / Marina Lohrbach, Aktivator: Cornelsen / Adrian Koppold, Aligner: Dr. Hinz Dental-Vertriebsgesellschaft, Multibracketapparatur, Delaire-Maske: Waltraud Hollstein, Gaumennahterweiterungsapparatur: Samuel Titus; Brent E. Larson; Thorsten Grünheid, 2021., Headgear: Shutterstock.com / John Steel; **S. 130** m. l.: Cornelsen / Jörg Mair, m. r.: Cornelsen / Jörg Mair, bearbeitet durch Angelika Kramer; **S. 134** r.: Cornelsen / Jörg Mair; **S. 138** m. r.: Dr. Jochen Eble; **S. 141** o. r.: Cornelsen / Jörg Mair; **S. 145** o.: CompuGroup Medical (CGM) Deutschland; **S. 146** o.: Dr. Jochen Eble; **S. 150** u. m.: Cornelsen / Natascha Welz; **S. 152** u. r.: Cornelsen / Jörg Mair; **S. 154** m. r.: Dr. Jochen Eble; **S. 155** m. r.: Cornelsen / Jörg Mair; **S. 156** m. r.: Dr. Friedrich Cleve; **S. 160** r., **S. 161** u.: Cornelsen / Jörg Mair